Das AMDP-System

Manual zur Dokumentation psychiatrischer Befunde

Herausgegeben von der
Arbeitsgemeinschaft für Methodik und
Dokumentation in der Psychiatrie
AMDP

Vierte, korrigierte, Auflage

Stand: Frühjahr 1981

Springer-Verlag
Berlin Heidelberg New York

AMDP
Arbeitsgemeinschaft für Methodik und
Dokumentation in der Psychiatrie
Sekretariat
Dr. E. Fähndrich
Psychiatrische Klinik und Poliklinik der FU Berlin
Eschenallee 3
1000 Berlin 19

ISBN 3-540-10999-4
Springer-Verlag Berlin Heidelberg New York
ISBN 0-387-10999-4
Springer-Verlag New York Heidelberg Berlin

ISBN 3-540-09359-1 3. Auflage Springer-Verlag Berlin Heidelberg New York
ISBN 0-387-09359-1 3rd edition Springer-Verlag New York Heidelberg Berlin

CIP-Kurztitelaufnahme der Deutschen Bibliothek
Arbeitsgemeinschaft für Methodik und Dokumentation in der Psychiatrie:
Das AMDP-System: Manual zur Dokumentation psychiatr. Befunde / hrsg. von d. Arbeitsgemeinschaft für Methodik u. Dokumentation in d. Psychiatrie AMDP. [Erdmann Fähndrich]. – 4., korrigierte Aufl., Stand: Frühjahr 1981. – Berlin ; Heidelberg ; New York: Springer, 1981.
ISBN 3-540-10999-4 (Berlin, Heidelberg, New York)
ISBN 0-387-10999-4 (New York, Heidelberg, Berlin)
NE: Helmchen, Hanfried [Hrsg.] ; HST

Herstellung: Konrad Triltsch, Graphischer Betrieb, 87 Würzburg
2125/3140–5432

Vorwort

Die hier vorgelegte vierte Auflage erscheint seit der dritten Auflage unter dem erweiterten Namen AMDP-Manual. Grund dafür ist zum einen die häufige Verwechslung in der Literatur mit dem zyklischen AMP sowie auch mit anderen Organisationen, ein Problem, das mit der internationalen Verbreitung des Systems an Bedeutung gewonnen hat. Vor allem aber soll damit auch zum Ausdruck gebracht werden, daß diese Fassung des AMDP-Systems das Ergebnis einer mehrjährigen, intensiven und grundsätzlichen Überarbeitung dieses psychiatrischen Dokumentationssystems darstellt und sich damit von der vorhergehenden Version deutlich unterscheidet.

Inhaltsverzeichnis

AMDP-Mitarbeiter

AMDP (Arbeitsgemeinschaft für Methodik und Dokumentation in der Psychiatrie) ist kein Verein. AMDP ist vielmehr eine locker konfigurierte Arbeitsgemeinschaft, an der seit 1965 eine große Zahl von Kollegen mit unterschiedlicher Intensität und für kürzere oder längere Zeit mitgewirkt hat. Im folgenden werden jene Kolleginnen und Kollegen genannt, die an der Entwicklung des Systems und insbesondere der vorliegenden Fassung besonderen Anteil hatten.

AMP-Gründer

J. Angst, Prof. Dr.
Psychiatrische Universitätsklinik Zürich

R. Battegay, Prof. Dr.
Psychiatrische Universitätspoliklinik Basel

D. Bente, Prof. Dr.
Abt. für Psychophysiologie der F. U. Berlin

F. Cornu, Prof. Dr.
Psychiatrische Privatklinik WYSS AG,
München-Buchsee, Bern

P. Dick, Dr.
Psychiatrische Universitätsklinik Chêne-Bourg, Genf

M. P. Engelmeier, Prof. Dr.
Psychiatrische Klinik/Städt. Krankenanstalten Essen

H. Heimann, Prof. Dr.
Psychiatrische Universitätsklinik Tübingen

K. Heinrich, Prof. Dr.
Psychiatrische Universitätsklinik Düsseldorf

H. Helmchen, Prof. Dr.
Psychiatrische Klinik der F. U. Berlin

H. Hippius, Prof. Dr.
Psychiatrische Universitätsklinik München

W. Pöldinger, Prof. Dr.
Kantonale Psychiatrische Klinik Wil, St. Gallen

P. Schmidlin, Dr.
CIBA-GEIGY Basel

W. Schmitt, Prof. Dr.
Sozialpsychiatrische Klinik Sonnenberg, Saarbrücken

P. Weis, Dr.
CIBA-GEIGY Basel

AMDP-Vorsitzende

H. Heimann	1970 – 1972
P. Berner	1972 – 1974
H. Helmchen	1974 – 1978
U. Baumann	1979 –

AMDP-Leitungsgremium (seit 1976)

U. Baumann	Vorsitzender
E. Fähndrich	Sekretär
D. P. Bobon	Sekretär für internationale Aufgaben
B. Woggon	
M. v. Cranach	
A. Strauss	

AMDP-Arbeitsgruppen für die vorliegende Revision

AG Sozialdaten und Anamnese

U. Hermann	Berlin: Federführung
H. Bobon-Schrod	Liège
M. Linden	Berlin
U. Rauchfleisch	Basel
W. Rein	Tübingen
R. Strobl	Wien
R. Urban	Berlin
H.-P. Vogel	Berlin
B. Woggon	Zürich

AG Psychischer Befund: Glossar

Ch. Scharfetter	Zürich: Federführung
J. Fleischhauer	Luzern
D. P. Bobon	Liège
E. Fähndrich	Berlin
S. Piree	München
R. Strobl	Wien
R. Urban	Berlin

AG Somatischer Befund

D. P. Bobon	Liège
E. Fähndrich	Berlin
R. Urban	Berlin

AG Interraterreliabilitätsstudie

H. Busch	Berlin
M. v. Cranach	München

W. Gulbinat	Genf-WHO
E. Renfordt	Berlin
J. Tegeler	Düsseldorf
mit	
J. Angst	Zürich
H. Helmchen	Berlin
N. Sartorius	Genf-WHO
und	
H. Kluge	Berlin

AG EDV

D. Bente	Berlin: Federführung
U. Baumann	Kiel
J. Feder	Nürnberg
K. Freudenthal	Berlin
A. Strauss	München

Schlußredaktion

H. Helmchen	Berlin: Federführung
U. Baumann	Kiel
D. P. Bobon	Liège
M. v. Cranach	München
E. Fähndrich	Berlin
W. Mombour	München
Ch. Scharfetter	Zürich

Einleitung

Die *A*rbeitsgemeinschaft für *M*ethodik und *D*okumentation in der *P*sychiatrie (AMDP) wurde 1965 aus der Verbindung einer deutschen (Bente, Engelmeier, Heinrich, Hippius, Schmitt) und einer schweizerischen Arbeitsgruppe (Angst, Battegay, Cornu, Dick, Heimann, Pöldinger, Schmidlin, Weis) unter dem Namen AMP gegründet, der sich kurz darauf die Wiener Klinik (Berner) anschloß. Beide Gruppen hatten in mehrjähriger Erfahrung Dokumentationssysteme erarbeitet, die bei der Gründung der AMDP zusammengefaßt wurden. In den folgenden Jahren wurde von den AMDP-Mitarbeitern das System für die Dokumentation der psychiatrichen Anamnese sowie des psychopathologischen und somatischen Befundes auf Markierungsleserbelegen weiter entwikkelt [3, 4, 5].

Für psychopharmakologische Untersuchungen wurden außerdem zwei Lochbelege für die Therapie-Gesamtbeurteilung und für die Medikation entworfen, die aber in der vorliegenden Revision nicht mehr enthalten sind, da sie offenbar kaum benutzt wurden.

Dieses System macht ein großes, einheitlich dokumentiertes Erfahrungsgut aus verschiedenen psychiatrischen Zentren und Ländern vergleichbar, nicht zuletzt, indem es eine unmittelbare elektronische Datenverarbeitung ermöglicht (s. Angaben zur Datenverarbeitung, S. 24). Das AMDP-System dient damit der internationalen Vereinheitlichung psychiatrischer Diagnostik und Forschung. Das AMDP-Manual wurde bisher in folgende Sprachen übersetzt: englisch, estnisch, französisch, italienisch, japanisch, kroatisch, portugiesisch, spanisch und russisch.

Über den für die einzelnen Sprachen unterschiedlichen Entwicklungsstand der Übersetzungen und die damit verbundenen Probleme informiert ein Workshop, der sich bis jetzt zweimal unter der Leitung von D. P. Bobon getroffen hat: auf dem 10. CINP-Kongreß in Quebec

1976 [37] und auf dem 11. CINP-Kongreß in Wien 1978 (wird nicht veröffentlicht).

Die Aufgabe des vorliegenden Manuals ist, die Vereinbarungen, Definitionen und Kommentare zum AMDP-System zusammenzufassen und damit den Anfängern eine Einführung, den Geübten ein Nachschlagewerk zu geben, das die einheitliche Anwendung des Systems gestattet.

Das AMDP-System enthält derzeit fünf Dokumentationsbelege:

1. Psychiatrie 1 – Anamnese 1 (grün-gelber Druck)
2. Psychiatrie 2 – Anamnese 2 (grün-grüner Druck)
3. Psychiatrie 3 – Anamnese 3 (grün-gelber Druck)
4. Psychiatrie 4 – Psychischer Befund (violetter Druck)
5. Psychiatrie 5 – Somatischer Befund (brauner Druck).

Die Farbgebung zielt auf optische Strukturierung der Belege, trennt einzelne Merkmale und faßt auf den Belegen 1 und 3 auch thematisch zusammengehörige Merkmale zusammen.

Im Vergleich zur ersten Fassung des AMDP-Systems wurde der Merkmalsbestand zum Anamnesebereich (Belege 1–3) auf der Basis sowohl theoretischer Vorstellungen als auch praktischer Erprobung an sechs psychiatrischen Kliniken (Basel, Berlin, Essen, Tübingen, Wien und Zürich) neu gestaltet.

Die Neugestaltung trägt der Tatsache Rechnung, daß in der Diskussion um die Verursachung psychischer Erkrankungen das ursprünglich medizinisch-biologische Konzept in zunehmendem Maße Ergänzung durch theoretische Ansätze gefunden hat, die soziologische Gegebenheiten stärker in den Bedingungskomplex psychischer Erkrankungen miteinbeziehen.

Zur empirischen Fundierung dieses Gegenstandsbereiches wurden Daten zur sozio-ökonomischen Gesamtsituation des Patienten vor Klinikaufnahme präzisiert. Die hierbei benutzten Sozialindikatoren nach Zapf (1974) tragen dazu bei, mehr Systematik und Vergleichbarkeit von Forschungsergebnissen zu schaffen und ermöglichen darüber hinaus, die in der Klinik gewonnenen Daten in Relation zu Ergebnissen soziologischer Feldstudien zu setzen.

Um neben der momentanen Situation des psychisch Kranken auch ein möglichst vielschichtiges Bild von seiner biographischen Gesamtsituation zu bekommen, wurde der Beleg 2 neu eingeführt. Auf diesem Beleg können einmal in Anlehnung an die Life-event-Konzeption von Donovan et al. (1975) Einflüsse dokumentiert werden, die aus der Sicht des Patienten oder des Arztes einen Bezug zu derjenigen Krankheitsmanifestation darstellen, die zur jetzigen Klinikaufnahme geführt hat. Zum anderen wurde ein Lebenszeitraster unter Berücksichtigung der Arbeiten von Rahe (1975) und Dohrenwend (1974, 1978) entwickelt, das von den Autoren angeführte objektive Veränderungen der Lebenssituation während verschiedener Lebensabschnitte des Patienten zu dokumentieren gestattet. Neben den Möglichkeiten der erweiterten Korrelation von sozialen Merkmalen und psychischen oder somatischen Störungen kann dieser neu eingeführte Anamnesebeleg als Grundlage weiterer Planungsvorhaben im Rahmen der „Lifeevents"-Forschung dienen.

Auf dem 3. Anamnesebeleg wurde aus Gründen besserer Übersichtlichkeit eine Umgruppierung der Rubriken vorgenommen, die gleichzeitig eine bessere inhaltliche Anschlußmöglichkeit an den 2. Anamnesebeleg bietet. Um einen Gradmesser für die Validität aller dokumentierten Merkmale zu bekommen, wurde die Dokumentation der klinisch-psychiatrischen Erfahrung des Untersuchers neu eingeführt.

Der Merkmalsbestand der Belege 4 und 5 wurde aufgrund empirischer Analysen der dokumentierten Befunde von mehr als 2500 Patienten, in der Mehrzahl mit endogenen Psychosen, sowie mehrerer unabhängiger Interraterreliabilitätsstudien nach den Kriterien der Häufigkeit, Spezifität, Verlaufsempfindlichkeit, Reliabilität und der klinischen Bedeutung geändert: Die umfangreichere frühere Fassung wurde im Beleg 4 auf 100, im Beleg 5 auf 40 Merkmale reduziert, der Inhalt einer Reihe von Merkmalen wurde verändert (z. B. wurden sogenannte Pool-Items aufgelöst), und die Merkmalsdefinitionen wurden nach folgenden Zielvorstellungen verbessert: klarere Trennung von berichtetem subjektiven Erleben des Patienten und beobachtetem Verhalten, Vermeidung einer Überlappung und stärkere Operationalisierung von Merkmalsdefinitionen [6, 16, 18, 20, 23, 39, 40, 63, 69, 78, 81, 83, 85, 111, 112, 113, 134].

Zur empirischen Analyse des AMDP-Systems standen die Daten von zwei größeren Stichproben zur Verfügung: Berlin (N = 1869, vorwiegend Aufnahmebefund), Zürich (N = 786, vorwiegend Ausgangsbefund von Psychopharmakastudien). Die empirischen Analysen ergaben, daß die Kategorie „nicht beurteilbar" sehr selten benutzt wurde und daher mit der Kategorie „fraglich vorhanden" zusammenzufassen sei [21]. Die Symptome wurden nach ihrer Häufigkeit und Spezifität (für nosologische Diagnosen) in folgende drei Klassen unterteilt: unspezifisch häufig, spezifisch, unspezifisch selten [16, 19] Unspezifisch seltene Symptome, die auch nicht verlaufsrelevant sind, wurden dabei als für das AMDP-System entbehrlich bezeichnet.

In Zürich wurde eine Interraterstudie (Interviewer A mit Zweitinterviewer) an 48 Patienten durchgeführt [151]. Die Ergebnisse bezogen sich auf die Dichotomie „Symptom vorhanden/nicht vorhanden". Bei den analysierten Symptomen (70 mit Reliabilitätsaussage, 63 ohne Reliabilitätsaussage) waren zwei Drittel von befriedigender, ein Drittel von unbefriedigender Reliabilität.

Eine umfangreiche Studie der Interraterreliabilität des AMDP-Systems wurde in Zusammenarbeit mit der WHO an vier deutschen und zwei psychiatrischen Kliniken in der Schweiz durchgeführt. Über 100 Beurteiler werteten dabei 12 audio-video-dokumentierte Explorationen aus. Sie markierten ihren Befund auf einer Vorform der AMDP-Belege 4 und 5 für jeweils 4 schizophrene, 4 endogen-depressive und 4 hirnorganisch gestörte Patienten. Bei der Auswertung wurde der wichtigen Frage nach unterschiedlichen Reliabilitätsbedingungen für anwesende und abwesende Symptome besondere Aufmerksamkeit geschenkt. Die Ergebnisse dienten nicht nur als empirische Grundlage für die Revision des Glossars auf der Symptomebene, sondern gaben auch Hinweise zur Verbesserung der Markierungsregeln. Die TV-Dokumente bilden gemeinsam mit den zugehörigen Reliabilitätsprofilen ein wichtiges Instrument für ein kontrolliertes Training mit dem AMDP-System [65].

Die psychopathologischen Merkmalsdefinitionen bauen auf der traditionellen deskriptiven Psychopathologie auf und sind deshalb nicht neu. Vielmehr wurden auf dem Gebiet der Psychopathologie international annehmbare einheitliche Definitionen angestrebt. Deshalb wurden zum vorliegenden Glossar eine Reihe von deutschen, englischen und anglo-amerikanischen Werken zur Psychopathologie herangezogen [s. Literatur zur Psychopathologie 185–214].

Die AG „Psychischer Befund: Glossar" für die Revision des AMDP-Beleges 4 – Psychischer Befund – wurde 1974 in Berlin gegründet. Sie sah ihre Hauptaufgabe darin, durch Verbesserung des Glossars zu einer höheren Interraterreliabilität und zu valideren Untersuchungsergebnissen zu kommen. Die Gruppe tagte an mehreren Wochenenden in Klausur und bearbeitete dabei Merkmal für Merkmal. Merkmalsdefinitionen und auch Merkmalsbestand wurden hauptsächlich aufgrund der Untersuchungen von Baumann et al. [22, 23] zur Häufigkeit, der Ergebnisse von Reliabilitätsstudien (s. o.) und der Veränderungswünsche der AMDP-Kliniken (125 Veränderungsvorschläge gingen ein) verändert.

Im Frühjahr 1976 lag eine Neufassung des Glossars und des AMDP-Beleges 4 vor. Aufgrund des feed-back (Probelauf in Berlin, Kritik der Tübinger Arbeitsgruppe: H. W. Schied und D. Tiedtke, Diskussion im AMP-Trainingsseminar München 1976) wurde diese Fassung erneut überarbeitet und auf der AMDP-Tagung in Wien im Juli 1978 im Prinzip angenommen. Die endgültige Fassung wurde auf einer mehrtägigen Sitzung der Schlußredaktion im September 1978 erstellt.

Um die Übersichtlichkeit zu verbessern, wurden die Merkmale auf dem Beleg und entsprechend im Glossar fortlaufend numeriert. Die Numerierung wurde von Beleg 4 auf Beleg 5 weitergeführt, um deutlich zu machen, daß der Beleg 5 keineswegs nur somatische Befunde, sondern zu einem erheblichen Teil auch körperliche Beschwerden und Störungen umfaßt, die ebensogut Ausdruck psychopathologischer Symptomatik (z. B. lokalisierte Störungen der Vitalgefühle) sein können.

Die Revision des Beleges 5 wurde von der AG „Somatischer Befund" aufgrund der Vorschläge aus verschiedenen Kliniken, der Diskussion in München 1976 und der auch publizierten empirischen Analysen [23, 46, 59, 111, 151] durchgeführt.

Nun enthält der Beleg 4 des AMDP-Systems die wichtigsten psychopathologischen Merkmale endogener und körperlich begründbarer Psychosen. Gleichwohl ist auch eine symptomatologisch-deskriptive Dokumentation neurotischer Erkrankungen möglich.

Psychiatrie — Anamnese 1

Angaben zur Person

Psych. [redacted] 1 [redacted]

	0	1	2	3	4	Klinik	5	6	7	8	9
	00	10	20	30	40		50	60	70	80	90
		1	2	3	4	Beob.-Periode	5	6	7	8	9
I-Zahl		♂	♀				10	20	30	40	50
		1	2	3	4	Geb.-tag	5	6	7	8	9
		10	20	30						amb.	stat.
		1	2	3	4	Monat	5	6	7	8	9
		10									
		1	2	3	4	Jahr	5	6	7	8	9
	00	10	20	30	40		50	60	70	80	90
		1	2	3	4	Geb.-name	5	6	7	8	9
	00	10	20	30	40		50	60	70	80	90
		1	2	3	4	Lfd. Befund-Nr. in der Beob.-Periode	5	6	7	8	9
		10	20	30	40		50	60	70	80	90

Datum der Untersuchung	1	2	3	4		5	6	7	8	9
	10	20	30		Tag			Okt.	Nov.	Dez.
	Jan.	Febr.	März	April	Monat	Mai	Juni	Juli	Aug.	Sept.
	1979	80	81	82	Jahr	83	84	85	86	87
Archiv-Nr. 0	1	2	3	4		5	6	7	8	9
0	1	2	3	4		5	6	7	8	9
0	1	2	3	4		5	6	7	8	9
0	1	2	3	4		5	6	7	8	9
0	1	2	3	4		5	6	7	8	9
0	1	2	3	4		5	6	7	8	9

1 Veranlassung der Klinikaufnahme — keine Aussage

freiwillig		unfreiwillig
selbst	Nervenarzt	Vormund/Pfleger
Partner	and. Arzt	Gesundheitsamt
Familie	eig. Poliklinik	and. Behörde
Nachbarn	and. Klinik	anderes

2 Familienstand — keine Aussage — ledig — verh. — verw. — getr. — gesch.

12 Schulbildung — nicht zutreffend — keine Aussage

Hilfs-/Sonderschule	mit Abschluß	o. Abschl.	in Ausbildung
Volksschule	mit Abschluß	o. Abschl.	in Ausbildung
Mittelschule	mit Abschluß	o. Abschl.	in Ausbildung
Gymnasium	mit Abschluß	o. Abschl.	in Ausbildung

13 Berufsbildung — nicht zutreffend — keine Aussage

Lehre	mit Abschluß	o. Abschl.	in Ausbildung
Fachschule	mit Abschluß	o. Abschl.	in Ausbildung
Hochschule	mit Abschluß	o. Abschl.	in Ausbildung
andere	mit Abschluß	o. Abschl.	in Ausbildung

14 Berufliche Stellung — nicht zutreffend — keine Aussage

Hausfrau	Hausfrau mit Nebentätigkeit
freischaffend/selbständig	selbständiger Unternehmer

1 2 3 4 ≥5 | 1 2 3 4 ≥5

4 Biologische Geschwister — nicht zutreffend — keine Aussage

1 2 3 4 ≥5

Zwilling — zutreffend — nicht zutreff. — keine Aussage

Stellung in der Geschwisterreihe

1 2 3 4 5 6 7 8 9 ≥10 — nicht zutreffend — keine Aussage

Geschwisterähnl. Personen — nicht zutreffend — keine Aussage

1 2 3 4 ≥5

Halbgeschw. — zutreffend — nicht zutreff. — keine Aussage

5 Alter bei der 1. Heirat — nicht zutreffend — keine Aussage

1 2 3 4 5 6 7 8 9

10 20 30 40 50 60 70 80 90

6 Aufgewachsen (bis 15 J.) — keine Aussage

Großstadt — Kleinstadt — auf.d.Land — in wechs.Umgeb.

7 Muttersprache — keine Aussage

deutsch — italienisch — außereurop. Sprache

französisch — and.europ.Spr. — mehrsprachig aufgewachsen

8 Haushalt umfaßt — nicht zutreffend — keine Aussage

Patient — (Ehe)partner — Geschwister

Eltern — Kinder — andere

9 Haushalt wird finanziert durch — nicht zutreffend — keine Aussage

Patient — (Ehe)partner — Geschwister

Eltern — Kinder — andere

10 Anzahl Personen (Haushalt) — nicht zutreffend — keine Aussage

1 2 3 4 5 6 7 8 9 ≥10

11 Anzahl Zimmer (Haushalt) — nicht zutreffend — keine Aussage

1 2 3 4 5 6 7 8 9 ≥10

qualifiz. Facharbeiter — gewöhnl. Facharbeiter

Arbeiter — anderes

15 Relation zum Beruf — nicht zutreffend — keine Aussage

nicht im erlernten Beruf tätig — ohne Arbeit — arbeitslos gemeldet

16 Ruhestand — nicht zutreffend — keine Aussage

vorzeitig — altersentsprechend — mit Nebentätigkeit

17 Berufssektor — nicht zutreffend — keine Aussage

privater Sektor — öffentlicher Sektor

Land/Forst — Transport/Verkehr

Industrie — Handel

Handwerk — Bank/Versicherung

Dienstleistung (allgem.) — Forschung/Lehre

Militär — anderes

18 Wohnsitz — nicht zutreffend — keine Aussage

Mietwohnung — eig. Haus/Whg. — Gemeinschaftsunterkunft

Untermiete — ohne festen W.sitz — anderes

19 Gesamthaushalts-Nettoeinkommen — ni nicht zutreffend — keine Aussage

(Mo)

ZT 1 2 3 4 5 6 7 8 9

T 1 2 3 4 5 6 7 8 9

H 1 2 3 4 5 6 7 8 9

20 Jetzige Konfession/Weltansch. Bindg. — nicht zutreffend — keine Aussage

protestantisch — jüdisch — and. relig. Bindung

röm.-kathol. — islamisch — nicht-relig. weltansch. Bdg. — konvertiert

21 Intensität Konfession/weltanschaul. Bindung (Patient)

nicht zutreffend — keine Aussage — schwach — mittel — stark

Psychiatrie — Anamnese 2

Angaben zur Person

			Psych.				2			
0	1	2	3	4	Klinik	5	6	7	8	9
00	10	20	30	40		50	60	70	80	90
	1	2	3	4	Beob.-Periode	5	6	7	8	9
	♂	♀				10	20	30	40	50

I-Zahl

	1	2	3	4	Geb.-tag	5	6	7	8	9
	10	20	30						amb.	stat.
	1	2	3	4	Monat	5	6	7	8	9
	10									
	1	2	3	4	Jahr	5	6	7	8	9
00	10	20	30	40		50	60	70	80	90
	1	2	3	4	Geb.-name	5	6	7	8	9
00	10	20	30	40		50	60	70	80	90
	1	2	3	4	Lfd. Befund-Nr. in der Beob.-Periode	5	6	7	8	9
	10	20	30	40		50	60	70	80	90

Datum der Untersuchung

	1	2	3	4	Tag	5	6	7	8	9
	10	20	30					Okt.	Nov.	Dez.
	Jan.	Febr.	März	April	Monat	Mai	Juni	Juli	Aug.	Sept.
	1979	80	81	82	Jahr	83	84	85	86	87

22 Vermutete krankheitsfördernde Einflüsse

nicht zutreffend — keine Aussage

Pat.	Arzt		Pat.	Arzt	
		Liebe			Beruf
		Sexualität			Schule/Studium
		Ehe/Partnerschaft			öffentl. Institution
		Familie			soziale Mobilität
		Finanzen			Vereinsamung
		psych. Beeinträchtigung			körperl. Beeintrg.
		chron. körperl. Leiden			weiß nicht

< 3 Mo — 3 Mo – < 1 Jahr — ≥ 1 Jahr — keine Aussage

23 Veränderungen der Lebenssituation

nicht zutreffend — keine Aussage

0 < 5 J.		5 < 15 J.		15 < 25 J.			25 < 45 J.		45 < 60 J.		> 60 J.		nicht zutreffend	keine Aussage
						Tod Vater								
						Tod Mutter								
1x	> 1x	1x	> 1x	1x	> 1x	Trennung von Eltern ≥ 1 Jahr	1x	> 1x	1x	> 1x	1x	> 1x		
						Trennung (≥1 J.) Scheidung der Eltern								
						Heimaufenthalt (Pat.) ≥ 1 Jahr								

						Tod (Ehe)partner								
						neue Partnerschaft								
						Geburt von Kindern								
						Heirat von Kindern								
						Tod von Kindern								
						Schulausbildung abgebrochen								
						Schulausbildung unterbrochen								
						Berufsausbildung abgebrochen								
						Berufsausbildung unterbrochen								
						Arbeitsplatzwechsel								
						Verlust des Arbeitsplatzes								
						beruflicher Aufstieg								
						beruflicher Abstieg								
						Gefängnisaufenthalt								
						Wohnsitzwechsel								
1x	> 1x	1x	> 1x	1x	> 1x		1x	> 1x	1x	> 1x	1x	> 1x		
						Suicidversuch								
						Manifestation psychot. Symptomatik								
						Manifestation neurot. Symptomatik								
fragl.	sicher	fragl.	sicher	fraglich	sicher		fragl.	sicher	fraglich	sicher	fragl.	sicher		
						Alkoholismus								
						Rauschm.-/Medikamentenabhängigkeit								
						chron. körperliches Leiden								
						Endokrine Erkrankung								
						cerebraler Anfall								
						Schädel- Hirn-Trauma								
						and. hirnorganische Erkrankung								

Psychiatrie — Anamnese 3

Angaben zur Person

Psych. 3

0	1	2	3	4	Klinik	5	6	7	8	9
00	10	20	30	40		50	60	70	80	90
	1	2	3	4	Beob.-Periode	5	6	7	8	9
						10	20	30	40	50
I-Zahl	1	2	3	4	Geb.-tag	5	6	7	8	9
	10	20	30						amb.	stat.
	1	2	3	4	Monat	5	6	7	8	9
	10									
	1	2	3	4	Jahr	5	6	7	8	9
00	10	20	30	40		50	60	70	80	90
	1	2	3	4	Geb.-name	5	6	7	8	9
00	10	20	30	40		50	60	70	80	90
	1	2	3	4	Lfd. Befund-Nr. in der Beob.-Periode	5	6	7	8	9
	10	20	30	40		50	60	70	80	90

Datum der Untersuchung	1	2	3	4	Tag	5	6	7	8	9
	10	20	30					Okt.	Nov.	Dez.
	Jan.	Febr.	März	April	Monat	Mai	Juni	Juli	Aug.	Sept.
	1979	80	81	82	Jahr	83	84	85	86	87
	1	2	3	4	akt. Lebens-alter	5	6	7	8	9
	10	20	30	40		50	60	70	80	90

24 Jetzige Erkrankung — nicht zutreffend — keine Aussage

Erstmanifestation — zutreffend — nicht zutreffend — keine Aussage

Wahrscheinliche Erstmanifestation im Alter von — keine Aussage

1	2	3	4	5	6	7	8	9
10	20	30	40	50	60	70	80	90

25 Frühere Krankheitsmanifestation

nicht zutreffend — keine Aussage

28 Psychische Erkrankungen in der Familie

nicht zutreffend — keine Aussage

1. Grades 1 Pers.	1. Grades >1 Pers.		fernere Verwandte 1 Pers.	fernere Verwandte >1 Pers.
		Hirnorganische Krankheiten		
		Schizophrenie		
		Affektive Psychosen		
		nicht psychotische Auffälligkeit		
		Art nicht bestimmbar		

29 Suicidversuche b. Angehörigen — nicht zutreffend — keine Aussage

nahe Angeh. — entf. Angeh. — Gesamtzahl: 1 2 3 4 ≥5

30 Suicide bei Angehörigen — nicht zutreffend — keine Aussage

nahe Angeh. — entf. Angeh. — Gesamtzahl: 1 2 3 4 ≥5

31 Suicidversuch des Patienten — nicht zutreffend — keine Aussage

1 2 3 ≥4 — sich. SV — letzter SV: < 1 Mon. — < ½ Jahr — < 1 Jahr — < 5 Jahre — ≥5 Jahre

☐ chronisch ☐ Teilremission

Schwere der Erkrankung seit Erstmanifestation ☐ nicht zutreffend ☐ keine Aussage

☐ zunehmend ☐ gleichbleibend

☐ abnehmend ☐ wechselnd

Wechsel der Symptomatik

☐ zutreffend ☐ nicht zutreffend ☐ keine Aussage

26 Aktuelle Krankheitsmanifestation

☐ keine Aussage

		nicht zutreffend	keine Aussage
Belastung innerhalb	somatisch ☐	☐	☐
3 Wochen vor Beginn	psychisch ☐	☐	☐

Dauer bis zur Aufnahme ☐ keine Aussage

☐ ⟨1 Woche ☐ ⟨1 Monat ☐ ⟨6 Monate ☐ ⟨1 Jahr ☐ ⟩1 Jahr

27 Frühe Störungen ☐ nicht zutreffend ☐ keine Aussage

	zutreffend	nicht zutreffend	keine Aussage
path. Schwangerschafts- od. Geburtsanamnese	☐	☐	☐
Statomotorische od. Sprachverzögerung	☐	☐	☐
neurotische Primordialsymptomatik	☐	☐	☐

mehrere bis 10 ☐ mehrere über 10 ☐

1 ☐ 2 ☐ 3 ☐ 4 ☐ 5 ☐ 6 ☐ 7 ☐ 8 ☐ 9 ☐ 10 ☐

33 Aufnahmen in psychiatrischen Abteilungen

☐ nicht zutreffend ☐ keine Aussage

mehrere bis 10 ☐ mehrere über 10 ☐

1 ☐ 2 ☐ 3 ☐ 4 ☐ 5 ☐ 6 ☐ 7 ☐ 8 ☐ 9 ☐ 10 ☐

34 Vorbehandlungsform

☐ nicht zutreffend ☐ keine Aussage

☐ ambulant ☐ stationär ☐ Tag/Nacht-Klinik

allg. med. ☐ allg. psychiat. ☐ psychoanalyt. ☐ Verhalt. ther. ☐ EKT ☐ andere ☐

35 Vorbehandlung mit Psychopharmaka

☐ nicht zutreffend ☐ keine Aussage

Erkrankung	Neuroleptica + Erfolg	Neuroleptica -/?	Antidepressiva + Erfolg	Antidepressiva -/?	Tranquillizer + Erfolg	Tranquillizer -/?
jetzt	☐	☐	☐	☐	☐	☐
letzte	☐	☐	☐	☐	☐	☐
frühere	☐	☐	☐	☐	☐	☐

36 Aufnahmediagnose

Die Zuordnung gelingt ☐ leicht ☐ mittel ☐ schwer

0 ☐	1 ☐	2 ☐	3 ☐	4 ☐	T	5 ☐	6 ☐	7 ☐	8 ☐	9 ☐
0 ☐	1 ☐	2 ☐	3 ☐	4 ☐	H	5 ☐	6 ☐	7 ☐	8 ☐	9 ☐
0 ☐	1 ☐	2 ☐	3 ☐	4 ☐	Z	5 ☐	6 ☐	7 ☐	8 ☐	9 ☐
0 ☐	1 ☐	2 ☐	3 ☐	4 ☐	E	5 ☐	6 ☐	7 ☐	8 ☐	9 ☐
ICD ☐	E ☐	N ☐	Y ☐	4 ☐	Diagnosen Schlüssel	5 ☐	6 ☐	7 ☐	8 ☐	9 ☐

37 Entlassungsdiagnose

Die Zuordnung gelingt ☐ leicht ☐ mittel ☐ schwer

0 ☐	1 ☐	2 ☐	3 ☐	4 ☐	T	5 ☐	6 ☐	7 ☐	8 ☐	9 ☐
0 ☐	1 ☐	2 ☐	3 ☐	4 ☐	H	5 ☐	6 ☐	7 ☐	8 ☐	9 ☐
0 ☐	1 ☐	2 ☐	3 ☐	4 ☐	Z	5 ☐	6 ☐	7 ☐	8 ☐	9 ☐
0 ☐	1 ☐	2 ☐	3 ☐	4 ☐	E	5 ☐	6 ☐	7 ☐	8 ☐	9 ☐
ICD ☐	E ☐	N ☐	Y ☐	4 ☐	Diagnosen Schlüssel	5 ☐	6 ☐	7 ☐	8 ☐	9 ☐

38 Klinisch-psychiatr. Erfahrung des Untersuchers

☐ unter 1 Jahr ☐ 1 ⟨ 3 Jahre ☐ 3 ⟨ 5 J. ☐ 5 Jahre u. mehr

Angaben zur Person

Psych. 4

Klinik	0	1	2	3	4	5	6	7	8	9
	00	10	20	30	40	50	60	70	80	90
Beob. Periode		1	2	3	4	5	6	7	8	9
		♂	♀			10	20	30	40	50
Geb. Tag		1	2	3	4	5	6	7	8	9
		10	20	30					amb.	stat.
Monat		1	2	3	4	5	6	7	8	9
		10								
Jahr		1	2	3	4	5	6	7	8	9
	00	10	20	30	40	50	60	70	80	90
Geb.-Name		1	2	3	4	5	6	7	8	9
	00	10	20	30	40	50	60	70	80	90
lfd. Befund-Nr. in der Beob.-Periode		1	2	3	4	5	6	7	8	9
		10	20	30	40	50	60	70	80	90

I-Zahl

	nicht vorhanden	leicht	mittel ausgepr.	schwer	keine Aussage
Bewußtseinsstörungen	n. v.				
1.		B.-Verminderung			
2.		B.-Trübung			
3.		B.-Einengung			
		B.-Verschiebung			

	nicht vorhanden	leicht	mittel ausgepr.	schwer	keine Aussage
Befürchtungen u. Zwänge	n. v.				
27.		Mißtrauen			
28.		Hypochondrie (n. wahnh.)			
		Phobien			

Psychiatrie – Psychischer Befund

Datum der Untersuchung		1	2	3	4	Tag	5	6	7	8	9
		10	20	30					Okt.	Nov.	Dez.
		Jan.	Febr.	März	April	Monat	Mai	Juni	Juli	Aug.	Sept.
		1979	1980	1981	1982	Jahr	1983	1984	1985	1986	1987
		1	2	3	4	lfd. Patient.-Nr.	5	6	7	8	9
		10	20	30	40		50	60	70	80	90
	0	1	2	3	4	Untersucher	5	6	7	8	9
	00	10	20	30	40		50	60	70	80	90
	000	100	200	300	400		500	600	700	800	900
	angeb.		erworb.	Intelligenzstörung (geschätzt)			n. v.	leicht	mittel	schwer	keine Aussage
	0	1	2	3	4	Beurt.-Zeitraum in Tagen	5	6	7	8	9
	00	10	20	30	40		50	60	70	80	90

	nicht vorhanden	leicht	mittel ausgepr.	schwer	keine Aussage
Ich-Störungen	n. v.				
53.		Derealisation			
54.		Depersonalisation			
55.		Gedankenausbreitung			
56.		Gedankenentzug			
57.		Gedankeneingebung			
58.		and. Fremdbeeinfluss.-erl.			
Störungen der Affektivität	n.v.				
59.		ratlos			

	nicht vorhanden	leicht	mittel ausgepr.	schwer	keine Aussage
84.		Parakinesen			
85.		maniert/bizarr			
86.		theatralisch			
87.		mutistisch			
88.		logorrhoisch			
Circadiane Besonderheiten	n. v.				
89.		morgens schlechter			
90.		abends schlechter			

5. [cut off]
6. örtlich
7. situativ
8. über die eigene Person

Aufmerksamkeits- u. Gedächtnisstörung. n. v.

9. Auffassungsstörungen
10. Konzentrationsstörungen
11. Merkfähigkeitsstörungen
12. Gedächtnisstörungen
13. Konfabulationen
14. Paramnesien

Formale Denkstörung. n. v.

15. gehemmt
16. verlangsamt
17. umständlich
18. eingeengt
19. perseverierend
20. Grübeln
21. Gedankendrängen
22. ideenflüchtig
23. Vorbeireden
24. gesperrt/Gedankenabreißen
25. inkohärent/zerfahren
26. Neologismen

31. [cut off]
32. Zwangshandlungen

Wahn n. v.

33. W.-Stimmung
34. W.-Wahrnehmung
35. W.-Einfall
36. W.-Gedanken
37. systemat. Wahn
38. W.-Dynamik
39. Beziehungswahn
40. Beeinträcht.-Verfolg.-Wahn
41. Eifersuchtswahn
42. Schuldwahn
43. Verarmungswahn
44. hypochondr. Wahn
45. Größenwahn
46. andere Wahninhalte

Sinnestäuschungen n. v.

47. Illusionen
48. Stimmenhören
49. andere akust. Halluzinationen
50. optische Halluzinationen
51. Körperhalluzinationen
52. Geruchs-/Geschmackshallu.

61. [cut off]
62. Störung der Vitalgefühle
63. deprimiert
64. hoffnungslos
65. ängstlich
66. euphorisch
67. dysphorisch
68. gereizt
69. innerlich unruhig
70. klagsam/jammerig
71. Insuffizienzgefühle
72. gest. Selbstwertgefühle
73. Schuldgefühle
74. Verarmungsgefühle
75. ambivalent
76. Parathymie
77. affektlabil
78. affektinkontinent
79. affektstarr

Antriebs- und psychomot. Störungen n. v.

80. antriebsarm
81. antriebsgehemmt
82. antriebsgesteigert
83. motorisch unruhig

Andere Störungen n. v.

92. sozialer Rückzug
93. soziale Umtriebigkeit
94. Aggressivität
95. Suizidalität
96. Selbstbeschädigung
97. Mangel an Krankh.gefühl
98. Mangel an Krankh.eins.
99. Ablehnung d. Behandlung
100. pflegebedürftig

R1
R2
R3
R4
R5
R6
R7
R8
R9
R10
R11
R12
R13
R14
R15

Befundunsicherheit

Psychiatrie – Somatischer Befund

Angaben zur Person

Psych. 5

0	1	2	3	4	Klinik	5	6	7	8	9
00	10	20	30	40		50	60	70	80	90
	1	2	3	4	Beob. Periode	5	6	7	8	9
	♂	♀				10	20	30	40	50
	1	2	3	4	Geb. Tag	5	6	7	8	9
	10	20	30						amb.	stat.
	1	2	3	4	Monat	5	6	7	8	9
	10									
I-Zahl	1	2	3	4	Jahr	5	6	7	8	9
00	10	20	30	40		50	60	70	80	90
	1	2	3	4	Geb.-Name	5	6	7	8	9
00	10	20	30	40		50	60	70	80	90
	1	2	3	4	lfd. Befund-Nr. in der Beob.-Periode	5	6	7	8	9
	10	20	30	40		50	60	70	80	90

Datum der Untersuchung		1	2	3	4	Tag	5	6	7	8	9
		10	20	30					Okt.	Nov.	Dez.
		Jan.	Febr.	März	April	Monat	Mai	Juni	Juli	Aug.	Sept.
		1979	1980	1981	1982	Jahr	1983	1984	1985	1986	1987
H	0	1	2	3	4	Prüf-Behandlungstag	5	6	7	8	9
Z	0	1	2	3	4		5	6	7	8	9
E	0	1	2	3	4		5	6	7	8	9
		1	2	3	4	lfd. Patient.-Nr.	5	6	7	8	9
		10	20	30	40		50	60	70	80	90
ZT	0	1	2	3	4	Reserve	5	6	7	8	9
T	0	1	2	3	4		5	6	7	8	9
H	0	1	2	3	4		5	6	7	8	9
Z	0	1	2	3	4		5	6	7	8	9
E	0	1	2	3	4		5	6	7	8	9
	0	1	2	3	4	Beurteil.-zeitraum in Tagen	5	6	7	8	9
	00	10	20	30	40		50	60	70	80	90

	nicht vorhanden	leicht	mittel ausgepr.	schwer	keine Aussage
Schlaf- u. Vigilanz-Störungen	n.v.				
101. Einschlafstörungen					
102. Durchschlafstörungen					
Verkürzung d. Schlafdauer					

	nicht vorhanden	leicht	mittel ausgepr.	schwer	keine Aussage
Kardio-respiratorische Störungen	n.v.				
117. Atembeschwerden					
118. Schwindel					
Herzklopfen					

	nicht vorhanden	leicht	mittel ausgepr.	schwer	keine Aussage
Neurologische Störungen	n.v.				
132. Rigor					
133. Muskeltonus erniedrigt					
Tremor					

	nicht vorhanden	leicht	mittel ausgepr.	schwer	keine Aussage
R1					
R2					
R3					
R4					
R5					

105.

n. v.

Appetenzstörungen

106. Appetit vermindert
107. Appetit vermehrt
108. Durst vermehrt
109. Sexualität vermindert

Gastro-intestinale Störungen

n. v.

110. Hypersalivation
111. Mundtrockenheit
112. Übelkeit
113. Erbrechen
114. Magenbeschwerden
115. Obstipation
116. Diarrhoe

Andere vegetative Störungen

n. v.

121. Akkommodationsstörungen
122. Schwitzen vermehrt
123. Seborrhoe
124. Miktionsstörungen
125. Menstruationsstörungen

Weitere Störungen

n. v.

126. Kopfdruck
127. Rückenbeschwerden
128. Schweregefühl i. d. Beinen
129. Hitzegefühl
130. Frösteln
131. Konversionssymptome

136.
137. Akathisie
138. Ataxie
139. Nystagmus
140. Parästhesien

R7

Seitendifferenzen

NEIN JA

Cerebrale Krampfanfälle

NEIN JA

Messwerte

ECHELLE PSYCHOPATHOLOGIQUE
AMDP - 3

ETABLISSEMENT :

EXAMINATEUR :

Nom + prénom MALADE	└┴┴┴┴┴┴┘	N° de dossier du malade
. . . .	└┴┴┴┘	N° du malade dans l'étude
SEXE :	└┘	Sexe (M = 1 ; F = 2)
DATE DE NAISSANCE :	└┴┘	Age
DIAGNOSTIC :	└┴┴┴┘	Diagnostic CIM-9
. . . .		
DATE DE L'EXAMEN :	└┴┴┴┴┴┴┘	Date de l'examen
PERIODE CODEE (jours) :	└┴┘	Nombre de jours évalués

DATE DE LA COTATION VIDEO éventuelle :

absent	léger	moyen	fort	très fort
Troubles de la conscience				aucun □
1 Baisse de vigilance				
□	□	□	□	□
2 Morcellement de conscience				
□	□	□	□	□
3 Rétrécissement de conscience				
□	□	□	□	□
4 Elargissement de conscience				
□	□	□	□	□
Troubles de l'orientation				aucun □
5 Dans le temps				
□	□	□	□	□

absent	léger	moyen	fort	très fort
29 Idées prévalentes				
□	□	□	□	□
30 Ruminations				
□	□	□	□	□
31 Obsessions				
□	□	□	□	□
32 Compulsions				
□	□	□	□	□
33 Phobies				
□	□	□	□	□
34 Conversion				
□	□	□	□	□
Délire				aucun □

absent	léger	moyen	fort	très fort
60 Vol de la pensée				
□	□	□	□	□
61 Pensées imposées				
□	□	□	□	□
62 Autres sent. d'influence				
□	□	□	□	□
63 Appropriat./Transitivisme				
□	□	□	□	□
Troubles affectifs et thymiques				aucun □
64 Perplexité				
□	□	□	□	□
65 Indifférence				
□	□	□	□	□
66 Vide affectif				
□	□	□	□	□
67 Tr. éprouvé vital				
□	□	□	□	□

absent	léger	moyen	fort	très fort
93 Mutisme				
□	□	□	□	□
94 Hyperactivité				
□	□	□	□	□
95 Agitation motrice				
□	□	□	□	□
96 Paracinésies/Stéréotypies				
□	□	□	□	□
97 Négativisme				
□	□	□	□	□
98 Maniérisme				
□	□	□	□	□
99 Logorrhée				
□	□	□	□	□
100 Persévération motrice				
□	□	□	□	□
Variations nycthémérales				aucun □
101 Aggravation matinale				
□	□	□	□	□

8 Relative à la personne □ □ □ □ □

9 Fausses reconnaissances □ □ □ □ □

Troubles de l'attention et de la mémoire — aucun □

10 Troubles de l'appréhension □ □ □ □ □

11 Troubles de la concentration □ □ □ □ □

12 Troubles de la mémorisation □ □ □ □ □

13 Troubles de l'évocation □ □ □ □ □

14 Confabulations □ □ □ □ □

15 Paramnésies □ □ □ □ □

Troubles formels de pensée — aucun □

16 Inhibée (vécue) □ □ □ □ □

17 Barrée □ □ □ □ □

18 Ralentie (observée) □ □ □ □ □

19 Appauvrie □ □ □ □ □

20 Digressive □ □ □ □ □

21 Persévération verbale □ □ □ □ □

22 Fuite des idées □ □ □ □ □

23 Réponses à côté □ □ □ □ □

24 Discordance/ incohérence □ □ □ □ □

25 Accélérée □ □ □ □ □

26 Mentisme □ □ □ □ □

27 Néologismes □ □ □ □ □

Obsessions, conversion — aucun □

28 Hypocondrie non délirante □ □ □ □ □

37 Intuition délirante □ □ □ □ □

38 Référence délirante □ □ □ □ □

39 Systématisation du délire □ □ □ □ □

40 Dynamisme dudélire □ □ □ □ □

41 Fabulation délirante □ □ □ □ □

42 Id. délir. grandeur □ □ □ □ □

43 Id. délir. préjudice □ □ □ □ □

44 Id. délir. jalousie □ □ □ □ □

45 Id. délir. culpabilité □ □ □ □ □

46 Id. délir. ruine □ □ □ □ □

47 Id. délir. hypocondriaques □ □ □ □ □

Troubles des perceptions — aucun □

48 Illusions □ □ □ □ □

49 Hallucin. acousticoverbales □ □ □ □ □

50 Autres hallucin. auditives □ □ □ □ □

51 Hallucin. visuelles □ □ □ □ □

52 Hallucin. cénesthésiques □ □ □ □ □

53 Hallucin. olfact. et gustat. □ □ □ □ □

54 Pseudohallucinations □ □ □ □ □

Troubles du moi — aucun □

55 Double orientation □ □ □ □ □

56 Dépersonnalisation □ □ □ □ □

57 Etrangeté □ □ □ □ □

58 Echo de la pensée □ □ □ □ □

59 Devinement de la pensée □ □ □ □ □

70 Perte d'espoir □ □ □ □ □

71 Anxiété □ □ □ □ □

72 Euphorie □ □ □ □ □

73 Morosité □ □ □ □ □

74 Méfiance □ □ □ □ □

75 Tension/Irritabilité □ □ □ □ □

76 Inquiétude □ □ □ □ □

77 Propension à se plaindre □ □ □ □ □

78 Puérilisme □ □ □ □ □

79 Extase □ □ □ □ □

80 Sentiment d'insuffisance □ □ □ □ □

81 Surestimation de soi □ □ □ □ □

82 Sentiment de culpabilité □ □ □ □ □

83 Sentiment de ruine □ □ □ □ □

84 Ambivalence affective □ □ □ □ □

85 Discordance affective □ □ □ □ □

86 Labilité thymique □ □ □ □ □

87 Hyperémotivité □ □ □ □ □

88 Monotonie affective □ □ □ □ □

Troubles de l'énergie vitale et de la psychomotricité — aucun □

89 Adynamie psychique □ □ □ □ □

90 Inhibition de l'énergie □ □ □ □ □

91 Indécision □ □ □ □ □

92 Stupeur □ □ □ □ □

104 Exacerbation nocturne □ □ □ □ □

105 Alternances □ □ □ □ □

Troubles des pulsions et du comportement social — aucun □

106 Sociabilité diminuée □ □ □ □ □

107 Sociabilité augmentée □ □ □ □ □

108 Sentiment d'être malade □ □ □ □ □

109 Absence du sent. d'être malade □ □ □ □ □

110 Non-conscience de la maladie □ □ □ □ □

111 Refus du traitement □ □ □ □ □

112 Tendances suicidaires □ □ □ □ □

113 Tentatives de suicide □ □ □ □ □

114 Automutilations □ □ □ □ □

115 Agressivité □ □ □ □ □

116 Désir sexuel augm. □ □ □ □ □

117 Désir sexuel dimin. □ □ □ □ □

118 Dimin. des activités □ □ □ □ □

119 Refus d'alimentation □ □ □ □ □

120 Besoin de soins □ □ □ □ □

F1 Comportement sex. dimin. □ □ □ □ □

F2 Puissance sex. dimin. □ □ □ □ □

F3 □ □ □ □ □

F4 □ □ □ □ □

F5 □ □ □ □ □

126 Difficulté de l'évaluation □ □ □ □ □

Benutzungsanweisung

1. Voraussetzungen

Ausreichende Kenntnis des AMDP-Systems ist eine Voraussetzung für seine sinnvolle Anwendung und für die Brauchbarkeit der dokumentierten Daten. Es wird deshalb empfohlen, vor einer selbständigen Arbeit mit dem AMDP-System ein Training durchzuführen. Das Training sollte umfassen:

a) Supervision von mindestens zehn Interviews und AMDP-Dokumentationen, besonders für die Belege 4 und 5, durch einen AMDP-Erfahrenen. Dabei ist darauf zu achten, daß das Interview den Merkmalsbestand der jeweils benutzten AMDP-Belege abdeckt (und insofern „halbstrukturiert" ist) und deshalb in der Regel mindestens 30 min dauert.

Der erforderliche Zeitaufwand entspricht dem einer üblichen mit Sorgfalt durchgeführten psychiatrischen Untersuchung, die Dokumentation selbst auf den Belegen 4 und 5 kostet bei Kenntnis des Glossars nur wenige Minuten.

Bei der Dokumentation soll der AMDP-Anfänger unbedingt das Glossar benutzen, um mit den speziellen Merkmalsdefinitionen vertraut zu werden. Dies gilt nicht nur für den psychopathologischen Anfänger, sondern mindestens ebenso für den psychopathologisch Erfahrenen. Wenn letzterer zur unreflektierten Anwendung seiner eigenen psychopathologischen Begrifflichkeit neigt, verschlechtert sich natürlich die Interraterreliabilität der dokumentierten Merkmale.

b) Exposition von Film- oder Videoaufzeichnungen psychiatrischer Interviews in einer Gruppe von Untersuchern mit nachfolgend selbständiger Abbildung des Befundes auf den entsprechenden AMDP-Belegen und daran anschließender Diskussion der dokumentierten Divergenzen führen zu starker Motivation der Teilnehmer und meßbarer Verbesserung der Interraterreliabilität [63, 69].

c) Exposition von Videoaufzeichnungen, zu denen ein Standard-Rating von AMDP-Erfahrenen vorliegt.

2. Abbildungs-Grundlage

Für die Beurteilung des jeweiligen Merkmals ist das Ergebnis aller zur Verfügung stehenden objektiven (bei der Untersuchung, im Gespräch und aus der Verhaltensbeobachtung durch Arzt, Pfleger, Angehörigen gewonnenen) und subjektiven (vom Patienten selbst erfragten) Informationen heranzuziehen. Keine Rolle hingegen darf hier die Diagnose selbst spielen.

Für spezielle Studien, prospektive und multizentrische Untersuchungen empfiehlt sich eine Standardisierung der verschiedenen Datenquellen.

Der psychopathologische und somatische Befund an einem Erhebungstag ist jeweils ein Querschnittsbefund einer bestimmten Periode. Die Dauer dieser Periode muß jedesmal im Kopf des Bogens bei „Beurteilungszeitraum" in Tagen festgehalten werden.

Sie kann je nach Zielsetzung, auch beim gleichen Patienten, unterschiedlich sein, z. B. bei Dokumentation des Aufnahmebefundes und der Einbeziehung anamnestischer Angaben die letzten 4 Wochen, bei Dokumentation eines Kontrollbefundes im Verlauf einer Therapieprüfung nur den Zeitraum bis zur vorangegangenen Untersuchung umfassen. Für Dokumentationen ohne spezifische Zielsetzungen wird empfohlen, den Beurteilungszeitraum auf die „letzten 3–4 Tage" zu beschränken.

Ist eine zeitblinde Auswertung der Videoaufzeichnungen von Verläufen vorgesehen, dann soll sich die Exploration zur Vermeidung einer Demaskierung auf immer den gleichen Beurteilungszeitraum beziehen.

Es ist systematisch zu jedem Merkmal inhaltlich Stellung zu nehmen. Dies soll durch eine Codierung bei jedem Merkmal belegt werden. Ist eine Routine-Dokumentation nicht anders praktikabel, dann kann die eine, der Rubrik-Bezeichnung vorangestellte Codierung „nicht vorhanden“ für die jeweilige Rubrik benutzt werden, sofern tatsächlich kein Merkmal dieser Rubrik vorhanden ist.

3. Die formale Logik der Entscheidung

Die formale Entwicklung der Entscheidung kann in einem logischen Modell dargestellt werden (s. Abb. S. 21), das vier Entscheidungsebenen enthält (Bente). Dieses im folgenden besprochene Modell der Entscheidungsentwicklung entspricht nicht immer dem psychologischen Vorgang der Entscheidung. Bei diesem kann die Reihenfolge der Entscheidung nämlich rascher vor sich gehen. Zum Beispiel: Wenn man sich aufgrund des Interviews eindeutig für das Vorliegen schwerer mnestischer Störungen entscheiden kann, so fallen die hier formal zerlegten anderen Schritte weg.

a) Beurteilbarkeit bzw. Untersuchbarkeit

Ist ein Merkmal untersuchbar und damit beurteilbar, oder ist die betreffende Frage nicht beurteilbar (= nicht untersuchbar)? Fehlende Beurteilbarkeit liegt vor, wenn der Patient sich trotz gezielten Bemühens bezüglich eines bestimmten Merkmals nicht untersuchen läßt. Es wird dann „keine Aussage“ codiert.

Beispiel: Ein stuporöser und mutistischer Patient kann hinsichtlich des Vorliegens von Orientierungsstörungen, Aufmerksamkeits-, Gedächtnisstörungen, formalen Denkstörungen und einer Reihe anderer psychopathologischer Symptome nicht beurteilt werden.

b) Entscheidungssicherheit über Vorhandensein oder Nichtvorhandensein

Die Aussage über das Vorhandensein oder Nichtvorhandensein eines Merkmals kann sicher möglich sein oder nur unsicher (fraglich) möglich sein. Ist die Aussage nur unsicher

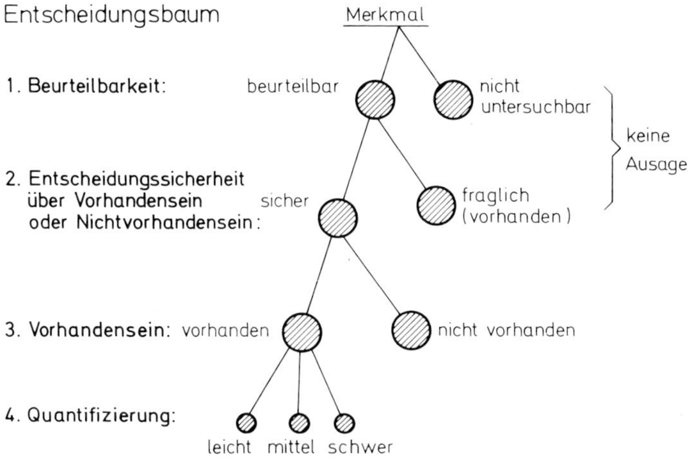

möglich, das Merkmal also nur fraglich vorhanden, dann wird „keine Aussage" codiert.

Beispiel: Negativismus eines Patienten kann die Entscheidung arüber unsicher machen, ob er halluziniert oder nicht. Die Verhaltensbeobachtung kann den Verdacht auf das Vorliegen von Halluzinationen nahelegen. In diesem Fall ist „keine Aussage" anzustreichen.

Die Rubrik „keine Aussage" sollte nicht die persönliche Unsicherheit des Explorators widerspiegeln, sondern sich auf die Feststellbarkeit eines psychopathologischen Symptoms am Patienten beziehen.

Die Entscheidungsebenen „Beurteilbarkeit bzw. Untersuchbarkeit" und „Entscheidungssicherheit über Vorhandensein oder Nichtvorhandensein" eines Merkmals werden in der Codierung zusammengefaßt: fehlende, fragliche oder unsichere Untersuchbarkeit, Beurteilbarkeit und Entscheidungssicherheit werden als „keine Aussage" markiert. Hier muß schließlich auch markiert werden, wenn entgegen den Regeln versäumt wurde, ein Merkmal zu untersuchen. Es ist immer auf jedes Merkmal zu achten!

c) Vorhandensein

Entscheidung über „vorhanden“ bzw. „nicht vorhanden“. Wenn die Aussage über ein Merkmal sicher zu treffen ist, ist zu entscheiden, ob das Symptom vorhanden ist oder nicht.

Beispiel: Im Gespräch mit einem senil-dementen Kranken kann die Entscheidung darüber, ob bei ihm Orientierungsstörungen vorliegen oder nicht, sicher getroffen werden.

d) Quantifizierung

Im Falle des Vorhandenseins eines Merkmals ist die Ausprägung des betreffenden Merkmals in leicht, mittel und schwer zu *schätzen*, und zwar nach Intensität, Prägnanz und Häufigkeit des Merkmals gemeinsam (s. S. 29).
Zusammengefaßt sind folgende Entscheidungen möglich:
Beispiel:

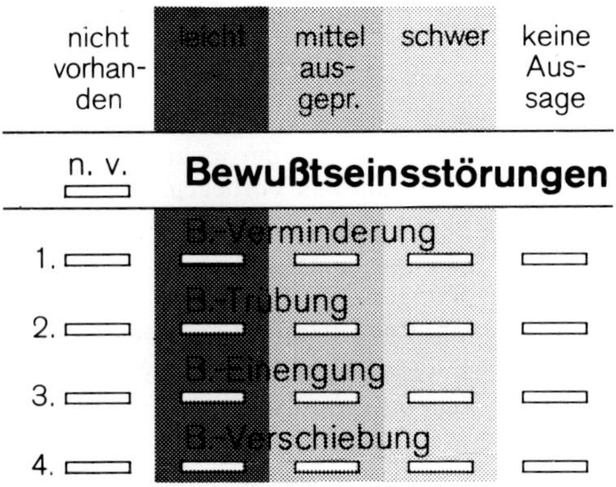

Merkmal
nicht vorhanden

Code „nicht vorhanden“ links außen markieren.
Sofern sicher kein Merkmal einer ganzen Rubrik vorhanden ist, kann auch von folgender Möglichkeit Gebrauch gemacht werden:

Merkmalsgruppe (z. B. Bewußtseinsstörungen) nicht vorhanden	Code „nicht vorhanden“ (n. v.) links vor der Rubrik-Bezeichnung
Merkmal vorhanden	Markierungen im farbigen Feld:
α) leicht ausgeprägt	linkes Feld markieren
β) mittel ausgeprägt	mittleres Feld markieren
γ) schwer ausgeprägt	rechtes Feld markieren.
Merkmal nicht beurteilbar (nicht untersuchbar)	rechts außen „keine Aussage“ markieren
Merkmal vielleicht vorhanden	rechts außen „keine Aussage“ markieren

Auf sorgfältige und vollständige Markierung ist sehr zu achten. Die Dokumentationsbögen sind nach Abschluß der Eintragungen vom Untersucher daraufhin zu überprüfen.

4. Ergebnismitteilung

Für eine angemessene Beurteilung von Befunden und Ergebnissen, die auf AMDP-dokumentierten Daten basieren, sollten wissenschaftliche Mitteilungen und Publikationen nähere Hinweise enthalten, z. B. auf den AMDP-Trainingszustand der Untersucher, auf den jeweils benutzten Beurteilungszeitraum, auf Art und Umfang der Standardisierung von Datenquellen usw.

Angaben zur Datenverarbeitung

Die Belege 1–5 sind so abgefaßt, daß sie sowohl als Markierungsbelege wie auch als Lochbelege benutzt werden können. Sie sind somit bei gleichem Aufbau und Umfang an die jeweiligen lokalen Datenverarbeitungsmöglichkeiten angepaßt. Die Belege können mit Kopien versehen werden. Mit dem Originalbeleg identische Kopien können als Dokumentation in die Krankengeschichte eingeheftet werden. Lochbelegkopien ohne Text und auch ohne Klartext-Personalangaben können direkt zum Lochen gegeben werden.

Die Lochbelegform der Belege wurde von der frankophonen AMDP-Arbeitsgruppe in Marseille 1978 entwickelt (s. S. 16 – 17).

Zur Kosteneinsparung wird der Druck der Belege (über Sammelbestellung) vom AMDP-Sekretariat veranlaßt.

Die Belege Psychiatrie 1 – Psychiatrie 5 waren ursprünglich als Markierungsbelege für die Markierungsleser IBM 1231 oder 1232 entwickelt und benutzt worden. Die technische Weiterentwicklung hat dazu geführt, daß diese Belege jetzt z. B. über XY-Digitalisierer (Schreibtafeln) direkt eingegeben werden können. Die Entwicklung der Lochbelegform trägt der zunehmenden Tendenz zur dezentralen, ökonomischen und praktikablen Datenverarbeitung mit schneller Rückmeldung der Ergebnisse Rechnung.

Bei der Markierung von Markierungsbelegen in der bisher gebräuchlichen Form ist folgendes zu beachten: sie hat mit einem weichen, nicht zu spitzen Bleistift Nr. 2 auf harter Unterlage zu erfolgen. In dem Markierungsraum ist damit ein Strich zu machen, der mindestens 75% des Markierungsraumes ausfüllen soll. Zu dünne Striche und über den Markierungsraum hinausgehende Striche sind zu vermeiden. Außer dem Anstreichen der Markierungsräume dürfen keinerlei Bleistiftspuren auf den Belegblättern erscheinen. Dies gilt besonders auch für die schwarzgedruckte Steuermarkierung am rechten Rand. Falls der Untersucher das Bedürfnis nach handschriftlichen Notizen hat, sind sie an dem später abzutrennenden weißen Rand links außen oder an extra dafür gekennzeichneten weißen Flächen des Belegs, z. B. Beleg 5 unten, anzubringen. Für Korrekturen von Fehleintragungen ist ein Plastik-Radiergummi zu verwenden, der das Papier nicht beschädigt. Besonders ist darauf zu achten, daß die Korrektur auch auf der Kopie ausgeführt wird.

Programmsysteme zur elektronischen Datenverarbeitung (EDV) von AMDP-Daten in der bisherigen Form werden in Berlin, München und Zürich eingesetzt. In Abhängigkeit von örtlichen Bedingungen sind sie in unterschiedlichen Programmiersprachen abgefaßt und auf verschiedene Rechnersysteme abgestellt. Arbeiten zur Anpassung an die revidierten Belege sind im Gange.

Berlin:

1. System OMRA für die multivariate Befundverarbeitung

   Für die Verarbeitung von Markierungsbelegen im Format 20 × 50 Markierungen (Seitenbelege) wurde in der Psychiatrischen Klinik der Freien Universität Berlin das modular aufgebaute Programmpaket OMRA (OMR-Analysis) entwickelt. Die Programmiersprachen sind FORTRAN, ALGOL 60 und für die Datenproceduren Assembler (COMPASS). OMRA läuft ohne Änderung auf allen Maschinen der Firma Control Data unter dem Betriebssystem NOS/BE.

   Mit OMRA können beliebige Markierungsbelege des genannten Formats, insbesondere alle AMP- und AMDP-Belege verarbeitet werden. Die Daten der Belege werden derzeit mit Hilfe eines Beleglesers IBM 1231 auf Lochkarten übertragen. Danach organisiert OMRA in mehreren Schritten das Einlesen und Sortieren der Lochkarten, das Prüfen der Bögen und Sätze auf Vollständigkeit und die Erstellung der Rohdateien. Die Wandelprogramme des OMRA-Paketes gestatten den Aufbau von speziellen, dicht gepackten Dateien mit nach Plausibilitätskriterien qualifizierten Daten. Ein modulares Auswerteprogramm erlaubt gezielte Häufigkeitsauszählungen, das SPSS-Interface den Anschluß sämtlicher Statistikprogramme des SPSS sowie aller Programme und Programmpakete, die eine unformatierte binäre Dateneingabe vom Typ REAL vorsehen oder gestatten. Nach Freigabe des Programmpakets OMRA (im Laufe des Jahres 1980) kann das Paket als Quellendeck mit Beschreibung und Benutzungsanleitung bezogen werden. Genaue Konditionen müssen noch erarbeitet werden.

2. System AMPAS zur Auswertung von therapeutischen Verlaufsstudien

   Das in diesem Programmsystem enthaltene methodische Instrumentarium wurde vor allem für die Auswertung und Analyse von

Befundreihen, wie sie bei pharmakotherapeutischen Verlaufsstudien anfallen, konzipiert und entwickelt (Bente, Feder, Siegordner, 1970; Bente, Feder 1970).
AMPAS ist für eine Siemens-Anlage BS 2000 ausgelegt und gestattet folgende Operationen:

Formale und logische Prüfung, Sortierung, Archivierung und gezielte Korrektur der auf den Belegen 3 und 4 dokumentierten Daten.

Durch Suchfunktionen, die eine Verknüpfung beliebiger AMDP-Items mit den logischen Operatoren „und", „oder", „nicht" gestatten, können neue Merkmalsklassen definiert und die ihnen zugeordneten Teilkollektive aus dem Archivbestand selektiert werden.
Die Verlaufsprofile sämtlicher Einzelmerkmale („Symptome") bzw. der durch Suchfunktionen neu gebildeten Merkmalsklassen („Symptomverbände oder „Syndrome") können durch folgende Kenngrößen beschrieben werden:

Absolute und relative Merkmalshäufigkeit,
Ausprägungsquotienten,
Remissions-, Besserungs- und Provokationsquotienten.

Zur Gewinnung statistischer Kennwerte werden folgende Verfahren verwendet:

Q-Test von Cochran,
Symmetrie-Test von McNemar,
Symmetrie-Test von Bowker,
Varianzanalyse für wiederholte Messungen (Winer).

Als zusammenfassende Ergebnisdarstellung können abschließend die Verlaufsprofile von Besserungs- und Provokationsquotienten als Diagramme ausgegeben und Ranglisten der numerisch-deskriptiven und statistischen Kennwerte erstellt werden, was eine Übersicht über die Merkmalsbeeinflussung und deren Verlauf vermittelt.
Für die Verarbeitung extern gewonnener AMDP-Daten besteht im Prinzip folgende Möglichkeit: Der Interessent stellt einen freien Mitarbeiter zur Verfügung, der in der Lage ist, die erforderlichen Auswertungsarbeiten selbständig zu Lasten des Interessenten nach Maßgabe der vorhandenen Kapazität durchzuführen. Dabei müssen gegebenenfalls Rechenkosten getragen werden.

Das AMDP-System wird in der Psychiatrischen Klinik der Universität *München* sowohl in der Routinedokumentation als auch zur Dokumentation des psychischen Befundes bei Einzelstudien eingesetzt. Die Verarbeitung der AMDP-Daten erfolgt im Rechenzentrum des Klinikums Großhadern über einen Siemensrechner 4004.

1. Klinikdokumentation: Die Anamnese sowie der psychopathologische und somatische Aufnahme- und Entlassungsbefund aller stationären Patienten werden mit dem AMDP-System dokumentiert.

Aus den über den Markierungsleser gewonnenen binär verschlüsselten Primärdaten werden über ein Umwandlungsprogramm patientenbezogene, über die I-Zahl identifizierbare Sätze erzeugt. Der Anamnese- und Befundteil des AMDP-Systems wird in je einen normierten Satz untergebracht. Die Ausprägung der Anamnese-Items bzw. der AMDP-Symptome ist in diesen normierten Sätzen byteweise verschlüsselt. Diese Sätze können mit den gängigen Programmsystemen, z. B. BMDP, problemlos weiterverarbeitet werden.

Für die Zukunft ist vorgesehen, die Markierungsbelege als Medium zur Erfassung der AMDP-Daten aufzugeben. Die Erfassung der Daten über Lochbelege ist technisch einfacher, weniger störanfällig und billiger.

2. Einsatz des AMDP-Systems bei Verlaufsstudien: Bei der Auswertung von Verlaufsstudien mit psychopathologischen Fragestellungen bei kleinen Fallzahlen ($N < 50$) werden die AMDP-Daten aus Zweckmäßigkeitsgründen nicht über den Markierungsleser, sondern durch Übertragung auf Lochkarten erfaßt.

Die Veränderung der Symptomatik kann entweder auf der Ebene der Symptome (nach vorheriger Dichotomierung der Itemausprägung in „nicht vorhanden" und „vorhanden") oder auf der Ebene von Syndromen (Summenscores der Ausprägungen von definierten zu einem Syndrom zusammengefaßten Items) beurteilt werden.

Zur Prüfung von Hypothesen über die Veränderung der mit Hilfe des AMDP-Systems erfaßten Psychopathologie werden folgende Statistiken bzw. statistischen Tests berechnet:

a) auf der Ebene der Symptome:
relative und absolute Symptomhäufigkeit
Remissionsquotienten für Einzelsymptome
Ausprägungsquotienten für Einzelsymptome
Chi-Quadrattest nach McNemar
Q-Test von Cochran

b) auf der Ebene der Syndrome:
Ein- oder Zweiwegsvarianzanalyse
Friedmannsche Varianzanalyse (in Vorbereitung)
Die Verarbeitung externer AMDP-Daten ist aus Personalmangel nicht möglich, besonders Interessierte können sich jedoch an die Klinik wenden.

In der Psychiatrischen Universitätsklinik *Zürich* werden seit einigen Jahren AMP-Belege routinemäßig von einem IBM-Markierungsleser 1231 auf Lochkarten übertragen und anschließend durch spezielle AMP-Wandelprogramme auf Magnetband abgespeichert. Die statistischen Auswertprogramme sind in einer Bibliothek PSYCHLIB zusammengefaßt und auf dem Universitätsrechner IBM 370/155 implementiert. Die Auswertung umfaßt:

1. auf Symptomebene:
   - Häufigkeitsauszählungen
   - McNemar-Test
2. auf Syndromebene:
   - verteilungsfreie Varianzanalyse für wiederholte Messungen nach Friedmann
   - Kovarianzanalyse mit Ausgangsbefund als Kovariable
   - verschiedene Tests für Mittelwertunterschiede und Wechselwirkungen Präparat/Zeit

Mit Installation der neuen Rechenanlage IBM 3033 wird ein neuer Belegleser (Longines) zur Verfügung stehen, so daß sich die Wandlung der AMDP-Daten erheblich vereinfachen wird. Für diesen Zeitpunkt ist die Inbetriebnahme der AMDP-Datenbank geplant, an die die neue Bibliothek PSYCHLIB (+) direkt anschließbar ist. Ein SPSS-Interface wird ein Jahr später verfügbar sein.
Alle Auswertprogramme sind in FORTRAN/PL1 geschrieben, die Datenprozeduren in ASSEMBLER.
Die Verarbeitung externer AMDP-Daten ist nach vorheriger Absprache selbstverständlich möglich.

Am 12. 10. 1976 beschloß die AMDP-AG EDV in München, die Bemühungen auf die Bereitstellung geeigneter dezentraler Auswertungsmöglichkeiten zu konzentrieren. Auf einer weiteren Sitzung der AG am 27. 10. 1977 wurde in Nürnberg über den Stand der Bemühungen berichtet, ein Erfassungs- und Auswertesystem für AMDP-Daten auf einer dezentral einsetzbaren kostengünstigen (ca. 60 000,– bis 70 000,– DM) Anlage der sogenannten mittleren Datentechnik (TA 1000) zu realisieren. Am 24. 5. 1978 wurde von D. Bente und H. Helmchen ein Förderungsantrag beim Bundesministerium für Forschung und Technologie gestellt, um das revidierte AMDP-System auf einer Anlage der mittleren Datentechnik zu installieren und die für Selektionsprozeduren und die statistische Auswertung erforderlichen Verfahren implementieren zu können. Ziel dieses Vorhabens ist es, eine Anlage der mittleren Datentechnik mit einer für die psychiatrische Befunderfassung und -verarbeitung ausgelegten Anwender-Soft-ware auszustatten. Damit sollen für eine größere Zahl potentieller Nutzer die betriebstechnischen und ökonomischen Voraussetzungen für eine nach einheitlichen Kriterien erfolgende „vor Ort“-Verarbeitung der mit dem AMDP-System dokumentierten psychiatrischen Befunde geschaffen werden. Durch die Bereitstellung entsprechender off- und on line Verbindungen zu übergeordneten Rechnern (Austausch von Datenträgern und/oder Datenfernübertragung) sollen gleichzeitig Möglichkeiten zu einer überregionalen Zusammenarbeit psychiatrischer Institutionen auf dem Gebiete der psychiatrischen Krankheitsstatistik und ihrer Nutzung für die epidemiologische und pharmakotherapeutische Forschung eröffnet werden.

Allgemeine Bemerkungen

1. Die Skalierung psychopathologischer Merkmale

Die Entscheidung über Vorhandensein oder Fehlen eines psychopathologischen Merkmals ist meist mit ziemlicher Sicherheit zu fällen und wird bei langdauernden regelmäßigen Explorations- und Dokumentations-Übungen auch mit hoher Übereinstimmung der Teilnehmer getroffen [63, 69]. Schwierigkeiten der Objektivierung ergeben sich am ehesten bei Merkmalen mit fließendem Übergang (s. u.) vom Gesunden zur Störung, z. B. in der Beurteilung der Affektivität, wo auch nach längerem gemeinsamen Üben die Diskordanz in der Beurteilung manchmal beträchtlich ist.

Wesentlich größere Schwierigkeiten als die Entscheidung über das Vorhandensein eines Symptoms bereitet seine Graduierung (s. S. 23) [151]. In die Angaben „leicht", „mittel" und „schwer" geht nicht nur die Intensität eines Merkmals ein, sondern auch die Dauer. Das führt dazu, daß eine unter Umständen starke Ausprägung eines Merkmals für nur kurze Zeit fälschlich als „leicht" eingetragen wird, leichtere Ausprägung des Merkmals, das aber ständig vorhanden ist, in der Skalierung eher zu hoch markiert wird. Mit anderen Worten: „leicht, aber dauernd vorhanden" erscheint unter Umständen in der gleichen Markierung wie „schwer, aber nur kurz vorhanden". In solchen Fällen soll der Intensität des Erlebens und Verhaltens bei der Graduierung der Vorrang gegeben werden, insbesondere bei kürzeren Beobachtungszeiträumen (wenige Tage). Bei Schwankungen soll die stärkste Intensität markiert werden.

Bei größeren Beobachtungszeiträumen (mehrere Wochen) ist die Zusammenfassung von Intensität, Dauer und Häufigkeit in einer Beurteilungsdimension schwieriger; eine optimale Lösung für diese Frage ist noch zu suchen. Zur Vereinheitlichung wird aber empfohlen, bei ständig vorhandenen, leicht ausgeprägten Symptomen „leicht" zu markieren, bei selten vorhandenen (evtl. nur einmal) Symptomen mit großer Intensität „mittel" anzustreichen, um damit einen Unterschied zu machen zu Symptomen mit großer Intensität und häufigem Auftreten.

In den Merkmalsdefinitionen wurde versucht, zunächst die Dimension des Merkmals zu beschreiben und dann Hinweise oder Beispiele für die Anfangs- bzw. leichteste und die End- bzw. schwerste Ausprägung zu geben. Dies war allerdings keineswegs für alle Merkmale möglich und wäre auch teilweise sehr künstlich ausgefallen.

2. Zur „Norm-Abweichung"

Für die Mehrzahl der Befundmerkmale ist die Grenze zum Gesunden nicht so eindeutig definiert, wie beispielsweise bei „akustischen Halluzinationen" oder „zerebralen Krampfanfällen". Sie ist vielmehr oft unscharf (z. B. bei „Konzentrationsstörungen") und verfließt schließlich bei anderen Merkmalen (etwa bei „ambivalent"). Um so mehr nimmt der subjektive Ermessensspielraum des Untersuchers zu. Entsprechend gewinnt an Bedeutung, auf welche Norm der Untersucher die vermutete Abweichung des Merkmals bezieht: eine allgemeine kulturelle Norm, eine spezielle Norm der soziokulturellen Schicht des Patienten (oder auch des Untersuchers!), die individuelle Norm des Patienten? Wenn auch der intraindividuelle Vergleich des aktuellen Befindens, Erlebens und Verhaltens mit der (prämorbiden) individuellen Norm für die Erkennung einer blande anlaufenden Erkrankung psychiatrisch diagnostisch sehr relevant sein kann, so soll er doch für die Beurteilung des Vorhandenseins eines AMDP-Merkmals kein Gewicht haben. Vielmehr soll die Überschreitung der Grenze vom Gesunden zum Pathologischen an der vom Patienten erlebten und/oder vom Untersucher beobachteten Abweichung von der für den Kranken verbindlichen allgemeinen Norm festgestellt werden. Zeitvergleiche sollen dabei keine Rolle spielen: Die Feststellung eines Merkmals läßt offen, ob es sich um eine Persönlichkeits- bzw. Dispositionsvariable („Trait“) oder um eine Erkrankungs- bzw. Zustandsvariable („State“) handelt.

3. Die Vermengung von subjektiv erfahrener Störung und objektivem Befund

Für die Befunde sind nach der AMDP-Grundregel (s. Benutzungsanweisung, S. 18) die „subjektiven“ und „objektiven“ Angaben gemeinsam zu verwerten. Dieses Ineinanderfließen von Angaben über die vom Patienten selbst erlebten und von ihm geschilderten Störungen mit durch Fremdbeobachtung gewonnenen Befunden ist problematisch. Die Vermengung stört besonders die Beurteilung der Merkfähigkeit, der Gedächtnisleistung, der Konzentration usw., wenn z. B. ein an sich mnestisch nicht gestörter Depressiver in seiner Gehemmtheit, seinen Insuffizienzgefühlen und der negativen Selbstbewertung über ein Nachlassen der Erinnerungsfähigkeit klagt oder wenn er, an sich durchschnittlich intelligent, in seiner depressiven Stimmung sich für verblödet hält. In solchem Fall soll die Beurteilung nach den objektiven Befunden getroffen werden, da die AMDP-Merkmalsliste keine Beschwerdeliste ist. Gleichzeitig muß jedoch „71. Insuffizienzgefühle“ markiert werden. Wenn aber die subjektive Beschwerde des Patienten objektiv nicht zu prüfen ist, z. B. Klagen über Schlafstörungen oder Obstipation bei der Aufnahme, dann soll das Merkmal in Übereinstimmung mit der erwähnten AMDP-Grundregel dokumentiert werden, da in solchem Falle bei der Aufnahme zunächst nur subjektive Daten vorliegen. Bei einigen Merkmalen wurde schließlich die Vermengung durch Aufteilung auf zwei Merkmale aufgelöst, von denen das eine dann durch die Definition auf das subjektive Erleben, das andere Merkmal auf objektiv beobachtbares Verhalten beschränkt wurde, z. B. Hemmung versus Verlangsamung.

4. Zum Problem von Kurzformen des AMDP-Systems

Das Konzept des AMDP-Systems geht dahin, alle relevanten Aussagen auf eine vollständige psychiatrische Exploration zu gründen, weshalb die Entwicklung von Kurzformen, insbesondere der Belege 4 und 5, bisher nicht ins Auge gefaßt wurde. Gleichwohl wurden AMDP-Kurzformen aus ökonomischen und praktischen Gründen gelegentlich gewünscht. Immerhin erscheint es denkbar, solche Kurzformen z. B. für schizophrene oder depressive Symptomatik zu entwickeln, wenn auch prinzipielle Zweifel an deren im Vergleich zur „Lang"-Form geringeren Validität nicht auszuräumen sind. Für die Entwicklung von Kurzformen könnten die Ergebnisse zukünftiger Faktoren- und Clusteranalysen herangezogen werden, wie sie bereits in Zürich, München und Berlin durchgeführt wurden [18, 21, 113, 114]. Hier wurden sie aber als Mittel der Datenreduktion zur Entwicklung von Subskalen bzw. Syndromprofilen, nicht zuletzt zur übersichtlichen Verlaufsbeschreibung, benutzt.

5. Anschlußdokumentationen

Es gibt eine Reihe von Anschlußdokumentationen an das bisherige System, z. B. für EEG-Befunde [96], für Anfallsdaten bei Epilepsiekranken [75] oder für allgemeine Archivdaten. Die Arbeitsgemeinschaft für Gerontopsychiatrie (AGP) hat ein eigenes Dokumentationssystem in enger Anlehnung an das AMDP-System entwickelt, das eine weiter differenzierte Dokumentation der Symptomatologie organischer Psychosen und organischer Psychosyndrome erlaubt [67].

Kopf der AMDP-Belege

Jedes der fünf Belegblätter enthält im obersten Drittel des Blattes den sogenannten Kopf zur Identifikation.

Belegart: Sie ist durch eine bereits eingedruckte Markierung links oben gekennzeichnet. Dann folgen:

Klinik: Hier wird eine 2stellige Nummer zur Identifizierung der Klinik eingetragen. Dies ist für den Fall erforderlich, daß die AMDP-Daten mehrerer Kliniken miteinander verarbeitet werden sollen. Die Verschlüsselung der Kliniken erfolgt durch das AMDP-Sekretariat.

Die in der vorherigen Auflage publizierte Verschlüsselung der Kliniken wird hier nicht wiederholt, da ein Teil der genannten Kliniken eine Schlüsselnummer blockierte, ohne überhaupt mit dem AMDP-System zu arbeiten. Andere Kliniken arbeiteten tatsächlich mit dem AMDP-System, ohne daß dies der AMDP zur Kenntnis gelangte. Es wird deshalb gebeten, in jedem Fall der Arbeit mit dem AMDP-System das AMDP-Sekretariat zu informieren.

Zur Verschlüsselung mehrstelliger Zahlen: Die 1. Zeile enthält die Einer-Ziffern, die untere Zeile die Zehner. Wenn man die Zahl 25 eintragen will, muß also in die 1. Zeile 5, in der 2. Zeile 20 markiert werden. Ausnahme: Archiv-Nr. auf Beleg 1.

Beobachtungsperiode: Hier soll markiert werden, in welcher (= in der wievielten) Studie der betreffende Patient mit dem AMDP-System dokumentiert wird.

Beispiel: Wenn ein Patient nach einer Medikamentenstudie, in der er mit dem AMDP-System dokumentiert wurde, in eine neue Studie aufgenommen wird, erhält er hier die Nummer 2.

Geschlecht: Symbol für männlich oder weiblich muß markiert werden.
Geburtstag: In der ersten Zeile sind die Einer, in der zweiten Zeile die Zehner des Geburtstages einzutragen, z. B. 21.: erste Zeile 1, zweite Zeile 20.

Ambulante oder *stationäre* Beobachtung oder Behandlung: Fehlerquelle: Diese Markierung wird leicht übersehen!

Verschlüsselung:

00	Aa	– Am	16	Elm	– Ez	32	Hoa	– Hofm
01	An	– Az	17	Fa	– Fh	33	Hofn	– Ht
02	Baa	– Bat	18	Fi	– Fj	34	Hu	– Hz
03	Bau	– Beg	19	Fk	– Frh	35	I	
04	Beh	– Ber	20	Fri	– Fz	36	Ja	
05	Bes	– Bk	21	Ga	– Gek	37	Jb	– Jz
06	Bl	– Bog	22	Gel	– Gln	38	Kaa	– Kas
07	Boh	– Bq	23	Glo	– Gq	39	Kat	– Kh
08	Bra	– Brh	24	Gra	– Grn	40	Ki	– Kk
09	Bri	– Bt	25	Gro	– Gz	41	Kla	– Klh
10	Bu	– Bz	26	Haa	– Haj	42	Kli	– Kn
11	C		27	Hak	– Hase	43	Koa	– Kog
12	Da	– Dh	28	Hasf	– Heim	44	Koh	– Kq
13	Di	– Dq	29	Hein	– Heum	45	Kra	– Krh
14	Dr	– Dz	30	Heun	– Hh	46	Kri	– Kum
15	Ea	– Ell	31	Hia	– Hiz	47	Kun	– Kz

48	La	– Ld	66	Ra	– Reg	84	Stel	– Stor
49	Le	– Lh	67	Reh	– Rh	85	Stos	– Sz
50	Li	– Log	68	Ri	– Rn	86	Ta	– Th
51	Loh	– Lz	69	Roa	– Ros	87	Ti	– Tz
52	Maa	– Mar	70	Rot	– Rz	88	U	
53	Mas	– Md	71	Sa	– Seg	89	V	
54	Mea	– Mer	72	Scha	– Schaq	90	Wa	– Wd
55	Mes	– Miq	73	Schar	– Schj	91	Wea	– Weim
56	Mir	– Mülleq	74	Schk	– Schmids	92	Wein	– Werl
57	Müller	– Mz	75	Schmidt	– Sch	93	Werm	– Wik
58	Na	– Nh	76	Schn	– Schq	94	Wil	– Wn
59	Ni	– Nz	77	Schr	– Scht	95	Wo	– Wz
60	O		78	Schua	– Schul	96	X	
61	Pa	– Pe	79	Schum	– Schz	97	Y	
62	Pf	– Pk	80	Sci	– Sh	98	Z	
63	Pl	– Por	81	Si	– Sj	99	keine	
64	Pos	– Pz	82	Sk	– Ss		Angabe	
65	Q		83	Sta	– Stek			

Monat der Geburt

Jahr der Geburt: Hier sind Einer und Zehner des Geburtsjahres einzutragen. Wenn ein Patient 1925 geboren ist, so ist in der 1. Zeile 5, in der 2. Zeile 20 zu markieren.

Geburtsname: Der Geburtsname des Kranken wird verschlüsselt nach der I-Zahl eingetragen. Bei verheirateten Frauen wird der voreheliche Name eingetragen.

Laufende Befundnummer in der Beobachtungsperiode: Hier wird eingetragen, um die wievielte Untersuchung der betreffenden Beobachtungsperiode es sich bei der gegenwärtigen Dokumentation handelt. Diese laufende Befundnummer darf nicht verwechselt werden mit dem Prüf-Behandlungstag, wie er auf Beleg Psych. 4 verzeichnet ist.

Beispiel: Der Erstbefund erhält Nr. 1, das dritte Rating in der laufenden Beobachtungsperiode Nr. 3.

Datum der Untersuchung

Tag: 1. Zeile die Einer, 2. Zeile die Zehner.

Monat

Jahr: ist von 1979 bis 1987 vorgedruckt, kann von 1988 bis 1996 in der gleichen Zeile durch Kombination mit 2. Markierung in Spalte 0 dokumentiert werden.

Glossar

Psychiatrie 1, 2, 3: Anamnese

Allgemeine Markierungen:

Keine Aussage: Soll markiert werden, wenn der Patient (aus welchen Gründen auch immer) auf das betreffende Merkmal nicht untersucht worden ist oder wenn die Untersuchung auf das betreffende Merkmal vorgenommen worden ist, aber (aus welchen Gründen auch immer, z. B. ungenügende Informationen, Verständigungsschwierigkeiten usw.) zu einem derart unsicheren Ergebnis geführt hat, daß ohne erhebliche Willkür eine Eintragung in einer der vorgesehenen Rubriken nicht möglich ist.

Nicht zutreffend: Soll markiert werden, wenn der Sachverhalt den Patienten nicht berührt.

.....: bedeutet, daß in dieser Rubrik [2, 20, 30, 33, 34] mindestens zwei Markierungen – oberhalb und unterhalb der Punktlinie mindestens je eine – durchzuführen sind.

1. Veranlassung der Klinikaufnahme: Wenigstens zwei Eintragungen: Zunächst ist zu markieren, ob der Patient *freiwillig* in die Klinik gekommen ist oder ob die Aufnahme *unfreiwillig,* d. h. aufgrund juristischer Maßnahmen gegen den Willen des Patienten erfolgte. Weiterhin soll dokumentiert werden, welche Personen oder Institutionen die Aufnahme des Patienten veranlaßt haben. Hierbei sind Mehrfachmarkierungen möglich.

Selbst: Soll markiert werden, wenn der Patient auf eigene Veranlassung aufgenommen wurde.

Partner: Ist zu markieren, wenn es sich um einen Lebensgefährten (auch gleichgeschlechtlich), mit oder ohne standesamtlicher Eheschließung, handelt.

Familie: Gemeint sind alle familiären Bezugspersonen; Partner (s. o.) ausgenommen.

Nachbarn: In der Nähe des Patienten wohnende Personen, die nicht zur Familie des Patienten gehören.

Nervenarzt: Niedergelassener Psychiater.

Anderer Arzt: Ist zu markieren, wenn andere niedergelassene Ärzte verschiedener Fachrichtungen die Klinikaufnahme veranlaßten.

Eigene Poliklinik: –
andere Klinik: –
Gesundheitsamt: z. B. Sozialpsychiatrischer Dienst.
andere Behörde: z. B. Polizei, Feuerwehr.

Vormund/Pfleger: Ist zu markieren, wenn durch Vormund oder Pfleger die Aufnahme veranlaßt wurde.

anderes: Alle in den vorhergehenden Kategorien nicht erfaßten Personen oder Institutionen.

2. *Familienstand:* Nur eine Eintragung. Gemeint ist der Familienstand zur Zeit der Befunderhebung.

3. *Kinder:*
eigene Kinder: Immer eine Eintragung. Hier sind „biologische" lebend geborene Kinder gemeint.

adoptierte bzw. Pflegekinder: Immer eine Eintragung.

4. *Geschwister:* Hier sind „biologische" lebend geborene, auch wenn früh verstorbene Geschwister gemeint, welche dokumentationstechnisch von geschwisterähnlichen Personen zu trennen sind. Geschwisterähnlich sind z. B. von den Eltern adoptierte Kinder. Der Patient ist nicht mitzuzählen.

biologische: Immer eine Eintragung.

geschwisterähnliche Personen: Immer eine Eintragung.

Zwilling: Immer eine Eintragung. Auch Mehrlinge werden hier eingetragen.

Halbgeschwister: Immer eine Eintragung.

Stellung des Patienten in der Geschwisterreihe (inkl. geschwisterähnliche Personen): Immer eine Eintragung. Wenn der Patient Zwilling oder Mehrling ist, wird die meist unsichere Reihenfolge der Mehrlingsgeburten nicht berücksichtigt. Ist die Stellung in der Geschwisterreihe unsicher, dann kann man den wahrscheinlichsten Befund oder „keine Aussage" markieren. Bei Einzelkind wird „nicht zutreffend" markiert. Wenn Geschwister vorhanden sind, ist der Patient mitzuzählen.

5. *Alter bei der ersten Heirat:* In Zahlen.

6. *Aufgewachsen (bis 15. Lebensjahr):* Immer eine Eintragung.
Großstadt: über 100 000 Einwohner
Kleinstadt: über 10 000 Einwohner
auf dem Lande: unter 10 000 Einwohner
in wechselnder Umgebung: Hier ist der Ortswechsel Stadt/Land, Land/Stadt gemeint.

7. *Muttersprache:* Mindestens eine Eintragung. Bei mehr als einer Sprache ist immer mehrsprachig *mit* zu markieren.

8. *Haushalt umfaßt Personen:* Mehrfachmarkierungen möglich. Haushalt: zusammen wohnende und gemeinsam wirtschaftende Personengruppen, die sowohl Verwandte als auch fremde Personen umfassen können. (Ehe)-Partner soll auch markiert werden, sofern eine Lebensgemeinschaft vorliegt. Auch Personen, die für sich allein wohnen und wirtschaften, wie z. B. Einzeluntermieter, zählen als Haushalt.

9. *Haushalt wird finanziert durch folgende Personen:* Mehrfachmarkierungen möglich. (Ehe)-Partner soll auch

markiert werden, sofern eine Lebensgemeinschaft vorliegt.

10. *Anzahl der Personen pro Haushalt:* In Zahlen.

11. *Anzahl der Zimmer pro Haushalt:* In Zahlen. Als Zimmer gelten alle Wohn- und Schlafräume mit 6 und mehr qm Fläche sowie sämtliche Küchen, unabhängig von ihrer Größe.

12. *Schulbildung: Mehrfacheintragungen* möglich. Markiert werden die bis zur Klinikaufnahme erreichten Schulstufen sowie der Schulausbildungserfolg (mit/ohne Abschluß oder in Ausbildung befindlich).

13. *Berufsausbildung: Mehrfacheintragungen* möglich. Markiert werden die bis zur Klinikaufnahme erreichten Ausbildungsstufen sowie der Berufsausbildungserfolg (mit/ohne Abschluß oder in Ausbildung befindlich). Sollte sich der Patient *in Ausbildung* befinden, so ist die angestrebte berufliche Stellung (Punkt 14) sowie der berufliche Sektor (Punkt 17) zusätzlich zu markieren.

14. *Berufliche Stellung:* Immer eine Eintragung.
Gemeint ist der zuletzt ausgeübte Beruf unmittelbar vor Klinikaufnahme. Wenn der Patient vor Klinikaufnahme ohne Beschäftigung war bzw. sich bereits im Ruhestand befand, soll statt dessen der zuletzt ausgeübte Beruf vor Beginn des beschäftigungslosen Zustandes bzw. des Ruhestandes markiert werden.

Hausfrau: Soll dokumentiert werden, wenn die *überwiegende* Tätigkeit in der Versorgung des Haushalts besteht und mehr als eine Person versorgt wird. Dies gilt für Frau *und* Mann.

Hausfrau mit Nebentätigkeit: Soll dokumentiert werden, wenn Hausfrau zusätzlich einer erwerbsmäßigen Beschäftigung nachgeht.

freischaffend/selbständig bzw. selbständige Unternehmer: Gewerbetreibend oder freiberuflich tätig (kein Lohn- oder Gehaltsempfänger). Hierzu gehören auch selbständige Landwirte.

leitende/nicht leitende Position bei Beamten/Angestellten: Hier soll der Grad der Verantwortlichkeit im angegebenen Beruf sowie der gesamtgesellschaftliche Prestigewert des Berufes ermittelt werden; die Einordnung in die vorgegebenen Kategorien zur beruflichen Stellung erfolgt nach Einschätzung des Interviewers.
Leitend: soll dokumentiert werden, wenn der betreffende Patient als Beamter bzw. Angestellter Personalverantwortung für andere Mitarbeiter trägt, d. h. Vorgesetztenfunktionen wahrnimmt.

Arbeiter: Ungelernter bzw. angelernter Arbeiter (Lohnempfänger).

gewöhnlicher Facharbeiter: Arbeiter mit abgeschlossener Lehre (Lohnempfänger).

qualifizierter Facharbeiter: Vorarbeiter mit abgeschlossener Lehre (Lohnempfänger).

15. Relation zum Beruf: Immer eine Eintragung.

nicht im erlernten Beruf tätig: Soll markiert werden, wenn der unmittelbar vor Klinikaufenthalt ausgeübte Beruf *nicht* mit dem jeweiligen Berufsniveau (Punkt 13) übereinstimmt.

ohne Arbeit: Soll markiert werden, wenn der Patient unmittelbar vor Klinikaufnahme keine berufliche Tätigkeit ausübte und beim Arbeitsamt nicht als arbeitsuchend gemeldet ist.

arbeitslos gemeldet: Soll markiert werden, wenn der Patient unmittelbar vor Klinikaufnahme keine berufliche Tätigkeit ausübte, jedoch beim Arbeitsamt als arbeitsuchend gemeldet ist.

16. Ruhestand (ja/nein): Immer eine Eintragung.

vorzeitiger/altersentsprechender Ruhestand: Soll dokumentiert werden, wenn Patient Rentenempfänger oder pensioniert ist. Hinsichtlich der Merkmale vorzeitig/altersentsprechend ist die Ruhestandsgrenze (und flexible Altersgrenze) im zuvor ausgeübten Beruf zu berücksichtigen.

mit Nebentätigkeit: Ist zu dokumentieren, wenn Patient Zusatzbeschäftigung zwecks Gelderwerb im Pensionsalter hat.

17. Berufssektor: Immer zwei Eintragungen.
Einmal soll dokumentiert werden, in welchem Wirtschaftsbereich der betreffende Beruf ausgeübt wurde, zum anderen, welchem Sektor (privat/öffentlich) sich der jeweilige Wirtschaftsbereich zuordnen läßt.

privater Sektor: Enthält alle Unternehmen bzw. Aktivitäten, die mit dem Eigentum (Kapital) einzelner Wirtschaftssubjekte betrieben werden.

öffentlicher Sektor: Enthält alle Unternehmen bzw. Aktivitäten, die mit Staatseigentum betrieben werden.

Land und Forst: Soll auch markiert werden bei Beschäftigten in Fischereibetrieben.

Industrie: Als Industriezweige gelten Metall, Bau – Steine – Erden, Konsumgüter und Nahrungsmittel, Chemie, Druck und Papier, Elektroindustrie.

Handwerk: Soll markiert werden, wenn die Handarbeit bei der Herstellung überwiegt bzw. wenn in der Regel ein Kleinbetrieb vorliegt, bei dem Kapitalbesitz und Leiter des Betriebes zusammenfallen. Beispiele: Bäcker, Schuster, Tischler etc.

Dienstleistung (allgemein): Soll markiert werden, wenn eine Dienstleistung vorliegt, die nicht bei den folgenden speziellen Dienstleistungen erfaßt wird. Spezielle

Dienstleistungen sind Transport/Verkehr, Handel, Bank/Versicherung, Forschung und Lehre, Militär.

Transport/Verkehr: Zum Beispiel Verkehrsbetriebe, unter anderem Bundesbahn und Bundespost, Luftverkehrsgesellschaften, Taxenbetriebe, Speditionen.

Handel: Zum Beispiel Großhandel, Einzelhandel, hierbei unter anderem kleine Ladengeschäfte.

Bank/Versicherung: Hierbei sind neben privaten Banken und Versicherungen auch Bundesbank und staatliche Rentenversicherungen gemeint.

Forschung und Lehre: Hier sind neben Universitätsforschung und -lehre auch Forschung und Lehre an privaten Institutionen gemeint. Außerdem Erfassung von Schulen und Fachschulen.

Militär: Soll nur markiert werden bei Bundeswehr/Bundesheer und Bundesgrenzschutz, nicht aber bei Polizei und polizeiähnlichen Formationen (diese sind unter allgemeine Dienstleistungen zu fassen).

anderes: Hier sollen alle übrigen, nicht in die obigen Kategorien einzuordnenden Wirtschaftsbereiche dokumentiert werden.

18. Wohnsitz: Immer eine Eintragung.
Hier soll der Wohnsitz des Patienten unmittelbar vor Klinikaufnahme markiert werden. Bei Personen, die mit anderen in einem Haushalt leben, sind die Wohnsitzverhältnisse des Haushalts zu markieren.

Mietwohnung:

Eigenes Haus/Wohnung: Wohnung (allgemein):
Hierunter sind nach außen abgeschlossene, zu Wohnzwecken bestimmte, in der Regel zusammenhängende Räume in Wohngebäuden und sonstigen Gebäuden zu verstehen, die die Führung eines eigenen Haushalts ermöglichen.

Untermiete:

ohne festen Wohnsitz:

Gemeinschaftsunterkunft: Hier sind alle Personen zu markieren, die in einer öffentlichen oder privaten Einrichtung (z. B. Kaserne, Anstalt, Heim) wohnen und dort keinen eigenen Haushalt führen.

19. *Gesamthaushalts-Nettoeinkommen pro Monat (in jeweiliger Landeswährung):* Hiermit ist die Summe aller Einkommen (Lohn, Gehalt, Rente, Pension usw.) pro Haushalt gemeint, die nach Abzug der Steuern und eventuellen anderen gesetzlichen Abgaben, z. B. Sozialversicherung, zur monatlichen Versorgung des Lebensunterhalts zur Verfügung stehen. Beträge unter 100 Währungseinheiten können vernachlässigt werden.
ZT: 10 000 und mehr
T: 1 000
H: 100

20. *Jetzige Konfession/weltanschauliche Bindung:* Mindestens eine Eintragung.
Hier soll die Zugehörigkeit zu einer religiösen Gemeinschaft oder außerkonfessionelle Weltanschauungen (Ideologien, Ersatzideologien) markiert werden, die den Rang einer religiös-weltanschaulichen Bindung haben.

konvertiert: Soll zusätzlich dokumentiert werden, wenn ein Wechsel innerhalb der Konfessionen erfolgte oder ein Wechsel Konfession/weltanschauliche Bindung und vice versa.

21. *Intensität der konfessionell/weltanschaulichen Bindung aus der Sicht des Patienten:* Immer eine Eintragung.
Hier soll die subjektive Intensitätseinschätzung des Patienten dokumentiert werden.

22. *Vermutete krankheitsfördernde Einflüsse:* Mehrfacheintragungen möglich, aber wenigstens zwei Eintragungen.

Dokumentiert werden soll, welche Einflüsse nach Meinung des Patienten und nach Meinung des Arztes zu derjenigen Krankheit des Patienten beigetragen haben, die zur jetzigen Klinikaufnahme geführt hat.

Liebe: Soll markiert werden, wenn festgestellt wird, daß es an emotionaler Zuwendung zum/vom Partner des Patienten fehlt, die zur Erkrankung des Patienten beigetragen hat.

Sexualität: Soll markiert werden, wenn festgestellt wird, daß unbefriedigende körperliche Kontakte zum/vom Partner des Patienten bestehen, die zur Erkrankung des Patienten beigetragen haben.

Ehe/Partnerschaft: Soll markiert werden, wenn angenommen wird, daß die Form des Zusammenlebens von Patient und Partner negative Einflüsse enthält, die zur Erkrankung des Patienten beigetragen hat.
Negative Einflüsse sollen definiert werden als alle sonstigen partnerschaftlichen Kontakte außer „Liebe" und „Sexualität" (z. B. Tyrannisierung, Einengung, Überforderung), die als krankheitsfördernd angenommen werden.

Familie: Soll markiert werden, wenn Art und Anzahl der Sozialbeziehungen von/zu familiären Bezugspersonen, Partner ausgenommen, negative Einflüsse aufweisen, die zur Erkrankung des Patienten beigetragen haben.

Finanzen: Soll markiert werden, wenn angenommen wird, daß eine ungenügende materielle Sicherung des Lebensunterhaltes bestand, die zur Erkrankung des Patienten beigetragen hat (Beispiel: kann sich keinen Urlaub mehr leisten, bekommt Wohnungszuschuß, Heizungsbeihilfe).

Beruf: Soll markiert werden, wenn angenommen wird, daß eine ungünstige berufliche Situation des Patienten (z. B. zu geringe Bezahlung, unqualifizierte Arbeit, schlechtes Betriebsklima) bestand, die zur Erkrankung des Patienten beigetragen hat.

Schule/Studium: Soll markiert werden, wenn angenommen wird, daß eine ungünstige schulische bzw. Studiensituation des Patienten (z. B. problematische Beziehungen zu Lehrpersonen, Zweifel an der Notwendigkeit des Lehrstoffs) vorlag, die zur Erkrankung des Patienten beigetragen hat.

Öffentliche Institutionen: Soll markiert werden, wenn angenommen wird, daß Unverständnis, Feindseligkeit und Vernachlässigung von Angehörigen einer öffentlichen Institution (z. B. Polizei, Gefängnis) ausgehen, die zur Erkrankung des Patienten beigetragen haben.

Soziale Mobilität: Soll markiert werden, wenn angenommen wird, daß Orts- und/oder Wohnungswechsel, Umzug und Reisen des Patienten stattfanden, die zu dessen Erkrankung beigetragen haben.

Vereinsamung: Soll markiert werden, wenn angenommen wird, daß emotionale und/oder soziale Vereinsamung des Patienten vorlagen, die zu dessen Erkrankung beigetragen haben (hierzu gehört auch der Verlust des Partners).

Psychische Beeinträchtigung: Soll markiert werden, wenn angenommen wird, daß eine krankheitsunspezifische psychische Beeinträchtigung wie z. B. Unpäßlichkeit, Rastlosigkeit, Nervosität, Niedergeschlagensein bestand, die zur Erkrankung des Patienten beigetragen hat.

Körperliche Beeinträchtigung: Soll markiert werden, wenn angenommen wird, daß eine krankheitsunspezifische körperliche Beeinträchtigung des Patienten wie z. B. Sich-schlecht-Fühlen, Schlafstörungen, Herz-, Kopf-, Magenschmerzen bestand, die zur Erkrankung des Patienten beigetragen hat.

Chronisch körperliches Leiden: Soll markiert werden, wenn angenommen wird, daß chronisch körperliche Leiden, z. B. Körperschäden nach Unfällen oder Lähmungen nach Poliomyelitis bestanden, die (psychoreaktiv) zur Erkrankung des Patienten beigetragen haben.

Zeitraumerfassung: Die verschiedenen Zeiträume sollen markiert werden, wenn Vermutungen über den Zeitpunkt bzw. den Beginn der krankheitsfördernden Einflüsse vor Krankheitsmanifestation vorliegen. Es handelt sich hier um eine Globalbeurteilung (die auch bei Auswertungen nur als Suchmerkmal benutzt werden kann), so daß bei mehreren vermutlich wirksamen krankheitsfördernden Einflüssen mit unterschiedlichem Zeitmaß die wahrscheinlichste Zeitspanne markiert werden soll.

23. Veränderungen der Lebenssituation: Mindestens eine Eintragung, Mehrfacheintragungen möglich. Bei der Dokumentation sind fremdanamnestische Angaben mit zu berücksichtigen.
In dieser Rubrik sollen einige objektiv faßbare Veränderungen der Lebenssituation des Patienten während verschiedener Altersabschnitte dokumentiert werden. Die Jahresangaben beziehen sich auf das Lebensalter des Patienten. Die jeweils zwei Markierungsmöglichkeiten („1×“ und „>1×“) pro Lebensaltersabschnitt erlauben die Dokumentation einer dichotomierten (ein Mal und mehr als ein Mal) Häufigkeitsangabe für jedes Merkmal.
Die Merkmale zum Bereich „Veränderungen der Lebenssituation“ sollen zeitlich differenziert werden nach:
0 bis unter 5 Jahre
5 bis unter 15 Jahre
15 bis unter 25 Jahre
25 bis unter 45 Jahre
45 bis unter 60 Jahre
60 Jahre und mehr.

Sind keine der im Folgenden aufgeführten Veränderungen in den sechs Zeiträumen aufgetreten, so ist für jedes Einzelmerkmal „nicht zutreffend“ zu markieren.

Für jedes Einzelmerkmal ist „keine Aussage" zu markieren, wenn unklar ist, ob überhaupt eine Veränderung aufgetreten ist bzw. wenn, gegebenenfalls, der Zeitraum nicht abklärbar ist.

Tod Mutter, Tod Vater, Trennung von den Eltern: Soll dokumentiert werden, wenn der Patient wenigstens ein Jahr getrennt von einem oder beiden Elternteilen lebte.

Trennung/Scheidung der Eltern: Soll dokumentiert werden, wenn eine längerfristige Trennung der Eltern (wenigstens ein Jahr) stattfand oder eine Scheidung erfolgte.

Heimataufenthalt (Patient): Soll dokumentiert werden, wenn der Patient länger als ein Jahr im Heim erzogen wurde.

Trennung/Scheidung (Ehe)-Partner: Soll dokumentiert werden, wenn eine längerfristige Trennung (wenigstens ein Jahr) vom (Ehe)-Partner stattfand oder eine Scheidung erfolgte.

Tod (Ehe)-Partner: Hier ist der Lebensgefährte, mit oder ohne standesamtliche Eheschließung, gemeint.

Neue Partnerschaft: Hier ist auch eine Partnerschaft ohne standesamtliche Eheschließung gemeint.

Geburt von Kindern:

Heirat von Kindern:

Tod von Kindern:

Schulausbildung abgebrochen/unterbrochen:

Berufsausbildung abgebrochen/unterbrochen:

Arbeitsplatzwechsel:

Verlust Arbeitsplatz:

Beruflicher Aufstieg/Abstieg: Soll dokumentiert werden, wenn beim Patienten, nach Einschätzung des Interviewers, ein beruflicher Auf- bzw. Abstieg stattfand. Beruflicher

Auf- bzw. Abstieg soll analog der Rubrik „berufliche Stellung“ am Grad der beruflichen Verantwortlichkeit, am gesamtgesellschaftlichen Prestigewert des Berufs sowie am höchsterreichten Ausbildungsstatus (Punkt 13) gemessen werden.

Gefängnisaufenthalt:

Wohnsitzwechsel:

Suizidversuch:

Bei den *Manifestationen* neurotischer/psychotischer Symptomatik soll die jetzige Erkrankung mit abgebildet werden:

Manifestation psychotischer Symptomatik: Soll markiert werden, wenn es zu einer zeitlich abgegrenzten psychotischen Symptomatik gekommen ist (sowohl schizophrener wie manisch bzw. depressiver Symptomatik).

Manifestation neurotischer Symptomatik: Soll markiert werden, wenn es zu einer zeitlich abgegrenzten neurotischen Symptomatik gekommen ist.

Alkoholismus: „Fraglich“ soll markiert werden, wenn ein Alkoholabusus vorgelegen hat, der jedoch noch nicht die Kriterien der ICD-Alkoholismusdefinition erreicht. „Sicher“ soll markiert werden, wenn die Voraussetzungen der ICD-Diagnose 303 erfüllt sind.
Die Entscheidungssicherheit über Vorhandensein oder Nichtvorhandensein einer Abhängigkeit von Rauschmitteln bzw. Medikamenten (sicher/fraglich) soll sich an den unter der ICD-Diagnose 304 aufgeführten allgemeinen Abhängigkeitskriterien orientieren.

Rauschmittel-/Medikamentenabhängigkeit: Unter Rauschmittel fallen Opiate oral und i.v., Amphetamine, andere Halluzinogene, DOM, Pattex und ähnliches. Mit Medikamentenabhängigkeit ist eine Abhängigkeit von Analgetika, Tranquilizern und Hypnotika oral gemeint.

Chronisch körperliches Leiden: Hiermit ist eine chronisch körperliche Erkrankung gemeint, die eine psychoreaktive

Bedeutung erlangen kann, wie z. B. eine Beinamputation. Eine chronische Erkrankung, die per se einen Einfluß auf das Gehirn hat, wie z. B. eine chronische Niereninsuffizienz, sollte unter andere hirnorganische Erkrankungen markiert werden.

Endokrine Erkrankung: Gemeint sind nur endokrine Erkrankungen mit einer deutlichen, klinisch auffälligen Über- oder Unterfunktion, d. h. eine leichte euthyreote Struma, eine geringe Abnormität des weiblichen Zyklus oder ein gut kompensierter Altersdiabetes ist nicht zu markieren.

Zerebraler Anfall:

Schädel-Hirn-Trauma: Soll markiert werden, wenn ein Schädel-Hirn-Trauma vorgelegen hat, das über eine einfache, unkomplizierte Commotio cerebri hinausgegangen ist.

andere hirnorganische Erkrankung: Hierzu rechnen zerebrale Durchblutungsstörungen, entzündlich, toxisch, tumoröse Hirnerkrankungen sowie allgemeine Erkrankungen mit Hirnbeteiligung.

24. Jetzige Erkrankung: Immer eine Markierung.

Erstmanifestation: Immer eine Markierung. Soll markiert werden, wenn es sich bei der Erkrankung, die zur Aufnahme geführt hat, um eine Erstmanifestation handelt (= zutreffend)/nicht handelt (= nicht zutreffend).

Erstmanifestationsalter: Immer eine Markierung.
In Zahlen.

25. Frühere Krankheitsmanifestation: Immer eine Eintragung.

Verlaufsform: Immer eine Eintragung.
Hier sind die Verlaufsformen früherer Krankheitsmanifestationen gemeint. Es besteht die Möglichkeit, intermittierend, Teil- und Vollremission sowie chro-

nisch zu markieren. Mehrfachmarkierungen sind möglich, z. B. „intermittierend" und „chronisch", was dann heißt, daß eine chronische Psychose mit Exazerbationen verläuft.

Schwere der Erkrankung seit Erstmanifestation: Immer eine Eintragung.

zunehmend: Soll im Falle eines insgesamt progredienten Verlaufs markiert werden.

gleichbleibend: Soll markiert werden, falls die Intensität der Krankheitsmanifestation etwa gleichgeblieben ist.

abnehmend: Soll markiert werden, falls es im Verlauf der Erkrankung zu einer Besserung gekommen ist.

wechselnd: Soll markiert werden, falls es im Krankheitsverlauf zu abgrenzbaren, verschieden starken Ausprägungsgraden der Krankheitsmanifestation gekommen ist.

Wechsel der Symptomatik: zutreffend, nicht zutreffend: Immer eine Eintragung.
Falls ein Symptomwechsel erfolgte, so würde dies bedeuten, daß in der dokumentierten Anzahl der psychiatrischen Manifestationen auch phänomenologisch andersartige Erscheinungsbilder dabeisein können (z. B. depressive Verstimmungen, während jetzt eine paranoid-halluzinatorische Symptomatik besteht).

26. Aktuelle Krankheitsmanifestation: Immer eine Markierung, Mehrfachmarkierungen möglich. Hier sind somatische und psychische Belastungen innerhalb von 3 Wochen vor Beginn der jetzigen Krankheitsmanifestation, nicht der Klinikaufnahme, gemeint.

27. Frühe Störungen: Immer eine Eintragung.

Pathologische Schwangerschaft oder Geburt: Soll markiert werden bei Blutungen oder Infektionen während der Schwangerschaft der Mutter des Patienten, bei einer regelwidrigen Geburt sowie bei einem postnatalen Atemnotsyndrom.

Statomotorische oder Sprachverzögerung: Soll markiert werden, wenn der Patient deutlich verspätet sitzen, stehen, laufen oder sprechen gelernt hat.

Neurotische Primordialsymptomatik: Soll markiert werden, wenn Bettnässen, Nägelknabbern, Pavor nocturnus oder ähnliches aufgetreten ist.

28. Psychische Erkrankungen in der Familie: Immer eine Eintragung, Mehrfacheintragungen möglich.
Eine Markierung soll erfolgen, wenn eine Erkrankung in der Familie sicher ist oder wenn zumindest der dringende Verdacht auf eine solche Erkrankung besteht. Mit Verwandten ersten Grades sind gemeint: Eltern, Kinder, Geschwister und Halbgeschwister; der Begriff „fernere Verwandte" wird limitiert auf Verwandte zweiten und dritten Grades.

Hirnorganische Erkrankungen: Hier sind alle das Hirn betreffende körperliche Erkrankungen gemeint wie z. B. hirnorganische Abbausyndrome, heredodegenerative Erkrankungen, aber auch z. B. eine MS mit psychischen Auffälligkeiten. Schwachsinnsformen sollen hier ebenfalls markiert werden.

Schizophrenie: Hierunter sind alle unter den ICD-Diagnosen 295 und 297 aufgeführten Erkrankungen zu verstehen.

Nicht-psychotische Auffälligkeiten: Hierunter sind alle unter den ICD-Diagnosen 300–308 aufgeführten Erkrankungen zu verstehen.

Art nicht bestimmbar:

29/30. SV/Suizide bei Angehörigen: Wenigstens eine Eintragung.
Soll markiert werden, wenn Suizidversuche oder auch gelungene Suizide bei Angehörigen vorgekommen

sind sowie, falls bekannt, die Gesamtzahl der SV/Suizide. Zu den nahen Angehörigen zählt auch der (Ehe)-Partner bzw. die (Ehe)-Partnerin.

31. Suizidversuch des Patienten: Wenigstens eine Eintragung. Markiert werden soll die Anzahl der sicheren Suizidversuche sowie der zeitliche Abstand des letzten Suizidversuchs zur Klinikaufnahme.

32. Abgrenzbare psychiatrische Manifestationen: Immer eine Eintragung.
Als psychiatrische Manifestation wird jede zeitlich abgrenzbare psychiatrische Symptomatik bezeichnet, unabhängig von der Erkrankung, die zur jetzigen Aufnahme geführt hat, d. h. zum Beispiel abgrenzbare depressive Verstimmungen bei einer paranoid-halluzinatorischen Psychose sind mitzuzählen.
Falls eine Abgrenzung grundsätzlich möglich ist, aber die exakte Zahl der Manifestationen unbekannt ist, kann mehrere bis 10 bzw. mehrere über 10 dokumentiert werden. Außerdem kann, falls bekannt, die exakte Zahl der Manifestationen dokumentiert werden. Die jetzige Erkrankung ist mitzuzählen.

33. Aufnahmen in psychiatrischen Abteilungen: Wenigstens eine Eintragung.
Falls die exakte Zahl der Aufnahmen unbekannt ist, kann mehrere bis 10 bzw. mehrere über 10 dokumentiert werden. Außerdem kann, falls bekannt, die exakte Zahl der Aufnahmen dokumentiert werden. Aufnahmen in psychotherapeutische Abteilungen sind mitzuzählen, Aufnahmen in neurologische oder psychosomatische Abteilungen hingegen nicht.

34. Vorbehandlungsform: Immer eine Eintragung, Mehrfacheintragungen möglich.
Es wird unterschieden zwischen ambulant, stationär, Tag-Nacht-Klinik sowie einer allgemein medizinischen, einer allgemein psychiatrischen, einer verhal-

tenstherapeutischen, einer psychoanalytischen Therapie und einer EKT. Mit Psychotherapie ist eine psychoanalytisch orientierte Gruppen- und Einzeltherapie gemeint, mit „andere“ z. B. Hypnose.

35. *Vorbehandlung mit Psychopharmaka:* Immer eine Eintragung.
Es wird unterschieden zwischen Neuroleptika, Antidepressiva und Tranquilizern. Der Erfolg bzw. der fragliche oder Nicht-Erfolg ist zu markieren für die jetzige Krankheitsmanifestation, die zur Aufnahme führte sowie für die zwei davorliegenden Krankheitsmanifestationen.

36. *Aufnahmediagnose:* Hier soll die vorläufige Diagnose, verschlüsselt nach ICD, dokumentiert werden. Die Ziffern 4–9 in der Zeile „Diagnosenschlüssel“ sind Reserveziffern. Sie erlauben die Dokumentation weiterer Diagnosenschlüssel.

37. *Entlassungsdiagnose:* Hier soll die zum Zeitpunkt der Entlassung als endgültig angesehene Diagnose nach ICD verschlüsselt werden.
Die Ziffern 4–9 in der Zeile „Diagnosenschlüssel“ sind Reserveziffern. Sie erlauben die Dokumentation weiterer Diagnosenschlüssel.

Die Zuordnung gelingt: Hiermit ist gemeint, wie leicht sich das Krankheitsbild in bekannte nosologische Einheiten einordnen läßt.

38. *Klinisch-psychiatrische Erfahrung des Untersuchers:* Immer eine Eintragung.
Die klinisch-psychiatrische Erfahrung des Untersuchers soll zeitlich differenziert werden nach:
unter 1 Jahr
1 bis unter 3 Jahre
3 bis unter 5 Jahre
5 Jahre und mehr.

Psychiatrie 4: Psychischer Befund

Bewußtseinsstörungen

Störungen des gesamten Erlebens und Verhaltens in unterschiedlichem Grade. Störung der Aktivität, der Klarheit (Eindeutigkeit der eigenen Perzeption und Intention) und Zielgerichtetheit in der Zuwendung zur Umwelt, der Aufmerksamkeit, des sensoriell-sensiblen Auffassens, der Ansprechbarkeit, der Fixierbarkeit im Gespräch, der Reagibilität auf Umweltreize, der Orientierung des Denkens, Wollens und Handelns, einschließlich der Wachheit (Vigilanz). Meist kombinieren sich qualitative Bewußtseinsstörungen (z. B. Einengung, Verschiebung) mit quantitativen (intensitativen) Bewußtseinsstörungen (z. B. Minderung über Vigilanzstufen).

1. Bewußtseinsverminderung: Vigilanzherabsetzung verschiedenen Grades von Benommenheit (als leicht zu markieren) über Somnolenz (mittel) bis Sopor/Präkoma/Koma (schwer).

Der Kranke ist apathisch, stark verlangsamt und schläfrig, schläft immer wieder ein, ist aber weckbar (Somnolenz) oder nur noch mit Mühe weckbar (Sopor).

2. Bewußtseinstrübung: Damit ist gemeint eine Bewußtseinsstörung im Sinne mangelnder Klarheit der Vergegenwärtigung des Erlebens im Eigenbereich oder in der Umwelt. Eine Bewußtseinstrübung kann kontinuierlich bestehen oder intermittierend (zerstückeltes Bewußtsein).

3. Bewußtseinseinengung: Damit ist gemeint eine Einengung des Umfanges dessen, was im Lichte des Bewußtseins erscheint. Dies geschieht zum Beispiel durch Fixierung, Faszination auf ein bestimmtes Erleben (innenweltlich oder außenweltlich). Charakteristisch ist eine verminderte Ansprechbarkeit auf Außenreize.
N. B. Hier ‚umdämmert' markieren.

4. Bewußtseinsverschiebung: Bewußtseinsveränderung gegenüber dem durchschnittlichen Tageswachbewußtsein, die mit dem Gefühl der Intensitäts- und Helligkeitssteigerung hinsichtlich Wachheit, Wahrnehmung innerpersonaler oder außenweltlicher Vorgänge, Vergrößerung des dem Bewußtsein erfahrbaren Raumes, Horizontes (gegenüber den Alltagsgrenzen), der Tiefe (der Wirklichkeitsschau) auftritt.
Kommt spontan, intentioniert (z. B. Meditation), toxisch (Halluzinogene) und bei manchen endogenen Psychosen (beginnende Schizophrenie, Manie) vor.
N. B. Hier ‚Ekstase' eintragen.

Orientierungsstörungen

Orientierung meint das Bescheidwissen und Sichzurechtfinden in den zeitlichen und räumlichen Situationen und persönlichen gegenwärtigen Gegebenheiten.

5. Zeitliche Orientierungsstörung: Der zeitlich Desorientierte weiß das Datum, den Tag, den Monat, das Jahr, die Jahreszeit nicht. Man spricht konventionell nicht von einer Orientierungsstörung, wenn ein mnestisch gestörter Kranker seine Lebensgeschichte nicht mehr zeitlich geordnet wiedergeben kann.

6. Örtliche Orientierungsstörung: Der örtlich Desorientierte weiß nicht, wo er ist.

7. Situative Orientierungsstörung: Der situativ Desorientierte hat keinen Überblick über die Situation, in der er sich gerade befindet (z. B. Untersuchung). Hier können wahnhafte Fehlorientierungen eingetragen werden, z. B. wahnhafte Situations- und Personenverkennung.

8. Orientierungsstörung zur eigenen Person: Die Orientierung über die eigene Person meint das Wissen um den eigenen Namen und um die persönliche lebensgeschichtliche Gegebenheit.

Beispiel für schwere Desorientiertheit über die eigene Person: Ein alter Mann weiß wohl noch seinen Namen, erlebt sich aber als Knabe, der im Auftrag der Großmutter „gerade über die Straße einkaufen" geht.

Aufmerksamkeits- und Gedächtnisstörungen

Wenn bei den Items Aufmerksamkeits-, Konzentrations-, Merkfähigkeits- und Gedächtnisstörungen subjektiv das Gefühl der Leistungsverminderung besteht, ohne daß dies dem Arzt konkret nachweisbar ist oder glaubhaft anamnestisch vom Patienten berichtet wird, soll nur „71. Insuffizienzgefühl" markiert werden.

9. Auffassungsstörungen: Störung der Fähigkeit, Wahrnehmungserlebnisse in ihrer Bedeutung zu begreifen und sinnvoll miteinander zu verbinden; im weiteren Sinne auch in den Erfahrungsbereich einzubauen (Auslegungs- und Betrachtungsweise).

Die Auffassung kann falsch, verlangsamt sein („schwerbesinnlich"), sie kann fehlen. Klinisch ist zu prüfen, ob das Verhalten situationsgerecht ist. Genauere Prüfung mit Bildgeschichten oder kleinen Erzählungen, Sprichwörtern etc., die zu deuten sind.
N. B. Auffassungsstörungen bei Aphasien sind im neurologischen Befund einzutragen.

10. Konzentrationsstörungen: Unfähigkeit zur Ausrichtung, Sammlung und Hinordnung auf einen Gegenstand.

Störung der Fähigkeit, „bei der Sache" zu bleiben, seine Aufmerksamkeit ausdauernd einer bestimmten Tätigkeit oder einem bestimmten Gegenstand zuzuwenden.

11. Merkfähigkeitsstörungen: Herabsetzung bis Aufhebung der Fähigkeit, sich frische Eindrücke über eine Zeit von ca. 10 min zu merken.

Prüfung z. B. durch Zahlennachsprechen, Wiedererkennen von Gegenständen, Sätzen etc. nach 10 min. – Die Merkfähigkeit differiert je nach Sinnesgebiet und Material und ist auch von der Affektlage abhängig; daher sollte möglichst neutrales Merkgut verwendet werden.

12. Gedächtnisstörungen: (Hypomnesien und Amnesien): Störungen der Erinnerungsfähigkeit. Herabsetzung oder Aufhebung der Fähigkeit, länger als ca. 10 min zurückliegende Eindrücke, Kenntnisse usw. im Gedächtnis zu behalten (daher auch wiederzugeben, zu ekphorieren).

Amnesien sind inhaltliche oder zeitlich begrenzte Gedächtnislücken. Man unterscheidet einfache, retrograde und anterograde Amnesien; hinsichtlich eines bestimmten Zeitraumes totale und lakunäre Amnesien.

13. Konfabulationen: Erinnerungslücken werden mit Einfällen ausgefüllt, die vom Patienten selbst für Erinnerungen gehalten werden. Dabei können vom Patienten immer wieder andere Inhalte für dieselbe Erinnerungslücke angeboten werden.

(Dieser letzte Punkt ist wichtig zur Unterscheidung gegenüber pseudologischem Fabulieren.)

14. Paramnesien: 1. Wahnerinnerung: Umänderung der Erinnerung im Sinne eines Wahns oder auch scheinbare Erinnerungen.

2. Zu den Paramnesien gehört auch das sogenannte falsche Wiedererkennen (schon einmal gesehen, gehört, erlebt) und auch ihr Gegenteil (noch nie gesehen), vermeintliche Vertrautheit (déjà-vu) oder Fremdheit (jamais vu).

3. Ekmnesie: Unter Ekmnesie versteht man die Störung des Zeiterlebens, der zeitlichen Einordnung, wobei die Vergangenheit als Gegenwart erlebt wird. Bei seniler Gedächtnisschwäche, bei Bewußtseinstrübungen und emotionalen Ausnahmezuständen.

4. Hypermnesie: Steigerung der Erinnerungsfähigkeit, zum Beispiel in Fieberzuständen, drogeninduziert, eventuell in Untergangserlebnissen.

Formale Denkstörungen

15. Gehemmt: Der Patient empfindet, daß das gesamte Denken wie gebremst, unregelmäßig oder stockend, wie gegen

Widerstände, vonstatten geht. Die Erschwerung des Denkablaufes hinsichtlich Tempo, Inhalt und Zielsetzung kann nicht behoben werden, auch wenn sich der Patient offensichtlich darum bemüht.

Denkhemmung muß im Gegensatz zu Denkverlangsamung subjektiv empfunden werden.

16. Verlangsamt: Damit ist das Schleppende, Mühsame des Gedankenganges, die meist kontinuierliche Verzögerung des Denkablaufes gemeint.

Sie ist in erster Linie an der Viskosität und Torpidität des Sprechens und Reagierens des Kranken zu erkennen. Das verlangsamte Denken wird vom Patienten oft auch als gehemmt empfunden. Divide: Perseveration.

17. Umständlich: Als umständlich bezeichnet man ein Denken, das das Nebensächliche nicht vom Wesentlichen (bezogen auf die Interviewthematik!) sondert, sich in unwichtigen Einzelheiten verliert und an ihnen hängenbleibt, ohne vom Ziel gänzlich abzukommen (weitschweifig).

Umständlichkeit kann die Folge mangelnder Abstraktionsgabe sein oder Folge eines Unvermögens, Nebensächliches wegzulassen auch dann, wenn es intellektuell als nebensächlich erkannt wird („Pedantische Kleinkrämerei").

N. B. Inkohärentes Denken hebt „umständlich" auf.

Nur einzutragen, wenn der Gang der Exploration durch Weitschweifigkeit behindert ist.

18. Eingeengt: Einschränkung des inhaltlichen Denkumfanges, Verhaftetsein an ein Thema oder an wenige Themen, Fixierung auf wenige Zielvorstellungen oder Denkinhalte. Im Interview hat der Kranke trotz Angebot Mühe, von einem Thema auf ein anderes überzugehen oder er kommt immer wieder darauf zurück.

Hier ist auch eine inhaltliche Perseveration einzutragen: Das ist ein starker Grad von Einengung, das Haftenbleiben an bestimmten Denkinhalten.

19. Perseverierend: Hier ist verbale Perseveration einzutragen, das ist das Haftenbleiben an Worten oder Angaben (z. B. Daten), die vorher gebraucht, nun aber nicht mehr sinnvoll sind. Das zeigt sich vor allem im sinnlosen Wiederholen von Worten (Verbigeration).

20. Grübeln (nicht zwanghaft): Unablässiges Beschäftigtsein mit (nicht nur, aber meist) unangenehmen Gedankengängen, die vom Patienten nicht als fremd erlebt werden und meist mit der aktuellen Lebenssituation in Zusammenhang stehen.

21. Gedankendrängen: Der Patient fühlt sich unter dem übermäßigen Druck vieler Einfälle oder auch ständig wiederkehrender Gedanken, teils sinnvoll, teils sinnlos, die sich auch überstürzen und oft wie automatisch ablaufen können.

22. Ideenflüchtig: Vermehrung von Einfällen. Dabei wird das Denken nicht mehr von einer Zielvorstellung straff geführt, wechselt beständig das Ziel aufgrund von dazwischenkommenden Assoziationen und verliert so das Ziel.

So gerät der Ideenflüchtige vom Hundertsten ins Tausendste, er denkt (und spricht den Satz) oft nicht zu Ende, weil sein Denken dauernd von dazwischenkommenden Einfällen abgelenkt wird, die oft rein äußerlicher (z. B. klanglicher) Art sind und nicht die wesentlichen Zusammenhänge berücksichtigen. Der Untersucher kann aber den flüchtigen Ideen noch folgen (Gegensatz: zerfahrenes, inkohärentes Denken). Subjektiv kann beschleunigtes als auch ideenflüchtiges Denken als Gedankendrängen, als Gedankenflucht u. ä. empfunden werden und muß dann zusätzlich dort markiert werden.

Der Ideenflüchtige muß nicht beschleunigt sein. Beschleunigung ohne Ideenflucht s. „82. antriebsgesteigert“ und „88. logorrhoisch“.

23. Vorbeireden: Der Patient geht nicht auf die Frage ein, bringt etwas inhaltlich anderes vor, obwohl aus Antwort und/oder Situation ersichtlich ist, daß er die Frage verstanden hat.

Hier darf kein absichtliches Nichteingehen auf eine Frage markiert werden.

24. Gesperrt/Gedankenabreißen: Plötzlicher Abbruch eines sonst flüssigen Gedankenganges ohne erkennbaren Grund.

Der Kranke stockt mitten im Satz, schweigt, greift dann das Gespräch unter Umständen mit einem anderen Thema wieder auf. Sperrungen spielen sich bei klarem Bewußtsein ab und dürfen nicht mit der Unterbrechung des Gedankenflusses durch eine Absence verwechselt werden.

Das Gedankenabreißen ist eine vom Patienten selbst empfundene, ohne erkennbare Motivation plötzlich einsetzende Unterbrechung des Gedankenganges.

25. Inkohärent/zerfahren: Das Denken (und damit auch das Sprechen) des Patienten hat keinen verständlichen Zusammenhang mehr, ist zerrissen bis in einzelne, scheinbar zufällig durcheinander gewürfelte Sätze, Satzgruppen, Gedankenbruchstücke (dissoziiertes Denken, Sprachzerfall).

Daher wird inkohärent/zerfahrenes Denken unverständlich und nicht nachvollziehbar.
Die Gedanken springen unvermittelt von einem Thema zum anderen über (divide: Ideenflucht). Inkohärenz/Zerfahrenheit des Denkens kann mit jeder Denkgeschwindigkeit verbunden sein.
Bei leichten Formen (Paralogik) kann der Satzbau noch intakt sein, bei schweren Formen ist er zerstört (Paragrammatismus) bis zu unverständlichem, sinnleerem Wort- und Silbengemisch (Schizophasie).

Weitere Merkmale formaler Denkstörungen, die häufig bei der Zerfahrenheit vorkommen, sind: Die Kontamination (Verschmelzung heterogener Sachverhalte), die Verdichtung (Zusammenziehen von mehreren, nicht unbedingt widersprüchlichen Ideen in eine), Substitution (Ersatz von geläufigen Begriffen durch irgendwelche andere), Entgleisung des Denkens (Abgleiten von der Hauptgedankenreihe auf Nebengedanken, die sich ungeordnet in die Hauptreihe hineindrängen), lückenhaftes und sprunghaftes Denken.
Hier wird auch verschrobenes Denken markiert.

26. Neologismen: Wortneubildungen, die der sprachlichen Konvention nicht entsprechen und oft nicht unmittelbar verständlich sind.
Manchmal kann vom Patienten auch eine künstliche Sprache gebildet und gebraucht werden.

Auch Paralogismen sind hier einzutragen: semantisch ungewöhnlicher Gebrauch von Worten.

Divide: manieriertes Sprechen (s. Merkmal 85).

27. Mißtrauen: Damit ist das nicht wahnhafte Mißtrauen, die ängstlich unsichere Beobachtung von Umgebungsvorgängen gemeint. Mißtrauen und Neigung zum Inbeziehungsetzen ist hier vor allem einzutragen, wenn es das Erleben und Verhalten eines Menschen weitgehend bestimmt.

Eine spezielle Form ist die Eifersucht (nicht wahnhaft). Sie ist hier einzutragen.

28. Hypochondrie (nicht wahnhaft): Ängstlich getönte Beziehung zum eigenen Leib, an dem Mißempfindungen wahrgenommen werden können; objektiv unbegründete Befürchtung, krank zu sein oder zu werden.
Bei der nicht wahnhaften Hypochondrie werden in gesteigerter Aufmerksamkeit die leiblichen Regungen ängstlich-sorgenvoll beobachtet und überbewertet.

Zur Unterscheidung von der wahnhaften Hypochondrie: Diese tritt als wahnhafte Gewißheit von einer Krankheit auf. Die nicht wahnhafte Hypochondrie dagegen besteht in der Befürchtung, der Vermutung, dem Verdacht, krank zu sein. – Übergänge zwischen nicht wahnhafter und wahnhafter Hypochondrie sind anzunehmen: wenn aus der Befürchtung, an Krebs, an Syphilis, an einer Herzkrankheit (Karzinophobie, Syphilophobie, Kardiophobie) zu leiden, die wahnhafte Gewißheit, daran zu kranken, wird, ist aus der nicht wahnhaften eine wahnhafte Hypochondrie geworden.

29. Phobien: Angesichts bestimmter Situationen oder Objekte sich immer wieder aufdrängende Angstgefühle, die meistens Vermeidungsreaktionen zur Folge haben.

Phobien unterscheiden sich von gewöhnlicher Angst dadurch, daß bei ihnen die zwingende Übermacht der Befürchtung kombiniert ist mit der (völligen, teilweisen oder zeitweiligen) intellektuellen Einsicht in ihre Unbegründetheit und mit der subjektiven Erfahrung eines inneren Widerstandes dagegen. Die Phobien drängen zu bestimmten Handlungen, zu sogenannten Zwangsunterlassungen, -vermeidungen.

30. Zwangsdenken: Zwanghaft persistierende Denkinhalte. Charakteristisch ist das Sich-Aufdrängen und Beharren von

Vorstellungen, die zwar abgelehnt werden, sich aber doch durch willentliche Beeinflussung nicht abstellen lassen. Zwanghafte Vorstellungen müssen inhaltlich nicht unsinnig sein. Als unsinnig oder jedenfalls ungerechtfertigt kann aber ihre Persistenz und Penetranz empfunden werden. Man faßt hier zusammen: Zwangsideen, -gedanken, -vorstellungen, -erinnerungen, -fragen, -grübeln, -befürchtungen.

31. Zwangsimpulse: Immer wieder zwanghaft gegen inneren Widerstand sich aufdrängende innere Antriebe, bestimmte Handlungen auszuführen, z. B. etwas zu kontrollieren, aus dem Fenster zu springen, jemanden zu attackieren, obszöne Worte auszustoßen (Koprolalie), zu zählen, zu rechnen (Arithmomanie).

32. Zwangshandlungen: Meist aufgrund von Zwangsimpulsen oder Zwangsbefürchtungen vorgenommene Handlungen von Zwangscharakter.

Meist wird ein Zwangsritual oder Zwangszeremoniell ausgeführt, z. B. das Zwangsritual des Waschens. Das Ritual muß meistens in genau vorgeschriebener Form, oft in bestimmter Häufigkeit der Wiederholung ausgeführt werden. Wo ein Zwangsritual ausgeführt wird, findet man oft auch „folie de doute", das ist der Zweifel, ob das Ritual auch richtig nach „Vorschrift" ausgeführt worden ist. Aber auch ohne „folie de doute" gibt es häufige Wiederholungen der Zwangsrituale.

N. B. Pathologisches Lachen und Weinen (Zwangslachen, Zwangsweinen) als Enthemmungsphänomene von angeborenen Ausdrucksbewegungen bei zerebralen Krankheitsprozessen sind hier nicht zu vermerken.

Wahn

Vorbemerkung zum Wahn

In dieser Rubrik müssen immer mindestens zwei Markierungen gemacht werden, eine formale (Merkmale 34–38) und eine inhaltliche (Merkmale 39–46) (ausgenommen ist Wahnstimmung).

Man kann Wahn definieren als krankhaft entstandene Fehlbeurteilungen der Realität, die mit apriorischer Evidenz (erfahrungsunabhängiger Gewißheit) auftreten und an denen mit subjektiver Gewißheit festgehalten wird, auch wenn sie im Widerspruch zur Wirklichkeit und zur Erfahrung der gesunden Mitmenschen sowie zu ihrem kollektiven Meinen und Glauben stehen. Wahn gibt es bei verschiedenen Psychosen, er ist nicht spezifisch für die Schizophrenie (s. S. 19 in Abbildungs-Grundlage).

Der Kranke hat im allgemeinen nicht das Bedürfnis nach einer Begründung seiner wahnhaften Meinung, ihre Richtigkeit ist ihm unmittelbar evident.

33. Wahnstimmung: Ist die erlebte Atmosphäre des Betroffenseins, des bedeutungsvollen Angemutetwerdens in einer verändert erlebten Welt oder auch durch ein verändert erlebtes Ich, wobei der Kranke nicht unbedingt einen konkreten Inhalt angeben muß. Diese Stimmung besteht in einem unmotivierten, d. h. dem Gesunden nicht zwingend nachvollziehbaren Bedeutungszumessen und Inbeziehungsetzen, Meinen, Vermuten und Erwarten.

Bei der (subjektiven) Überzeugung von der Richtigkeit des wahnhaft Erlebten (Wahngewißheit, apriorisches „Wissen") gibt es die verschiedensten Grundtönungen der Stimmung, am häufigsten die Stimmung der Unheimlichkeit, des Verändertseins (des Kranken selbst oder seiner Umgebung), des Erschüttert- und Erschrecktseins, der Bedrohung, der Angst, des Argwohns, der Ratlosigkeit, manchmal auch der Gehobenheit und Zuversicht.

(Beispiele: es liegt etwa in der Luft, es kommt etwas heran, alltägliche Dinge der Umgebung erhalten eine besondere Bedeutung etc.).

34. Wahnwahrnehmung: Richtige Sinneswahrnehmungen erhalten eine abnorme Bedeutung (meist im Sinne der Eigenbeziehung), die ihnen objektiv nicht zukommt. Die Wahnwahrnehmung ist also eine wahnhafte Fehl-Interpretation einer wirklichen Wahrnehmung.

Beispiel: Dieser Streifen am Himmel (ein Kondensstreifen von einem Flugzeug) ist ein Fingerzeig Gottes. – Daß der Arzt mit dem Kopf nickte, als er mir zum Abschied die Hand gab, bedeutet, daß ich doch Krebs habe.

Vermeide die Verwechslung mit illusionärer Verkennung (s. Merkmal 47).

Divide: Wahnerinnerung s. „14. Paramnesien".

35. Wahneinfall: Wahneinfall nennt man das plötzliche Ankommen („Einfallen“) von wahnhaften Meinungen.

36. Wahngedanken: Wahnhaftes Denken (Wahnideen); tauchen einzeln auf oder auch kombiniert, können festgehalten und ausgebaut werden.

37. Systematisierter Wahn: Liegt vor, wenn ein Wahn in der sogenannten Wahnarbeit durch Verknüpfungen, Beziehungssetzungen, „Begründungen“ und „Beweise“, Bestätigungen, Ableitungen und dergleichen zusammenhängend ausgestaltet wird.

Zu diesem Ausbau können neue Wahnwahrnehmungen und Wahneinfälle, reale Wahrnehmungen und Erfahrungen sowie auch sekundäre Wahnerscheinungen (z. B. der Erklärungswahn) herangezogen werden. Es gibt aber auch Wahnsysteme, bei denen offenbar nur die allererste Voraussetzung eindeutig wahnhaft ist. Die Wahnformung vollzieht sich am häufigsten erst im längeren Verlauf der Psychose und ist weitgehend von der Gesamtverfassung des Kranken abhängig. Es gibt chronische Psychosen mit sehr gut erhaltener Persönlichkeit, bei denen ein systematisierter Wahn das einzige offenkundige Symptom zu sein scheint. Bei der Paranoia ist immer ein Wahnsystem entwickelt.

Das Kriterium soll streng gefaßt werden: nur wirklicher Ausbau, Strukturierung, deutlich zentrierte Verknüpfung sollte als „stark“ gewertet werden.

Wahngedanken, die nicht zum systematisierten Wahn gehören, müssen zusätzlich markiert werden.

38. Wahndynamik: Die affektive Anteilnahme am Wahn; die Kraft des Antriebes und die Stärke der Affekte, die im Wahn wirken.

Für den Untersucher ist die Wahndynamik zu erschließen aus der Art, wie der Wahn vorgetragen wird. Zwischen lebhafter Wahndynamik mit antriebsstarker Produktivität, lebhaftem Vordrängen des Wahnes und einem eintönig starren Festhalten an einem (dann oft alten) Wahn, oft auch ohne affektive Bewegtheit mit Herunterleiern des Wahns, so daß die psychotische Wahnproduktivität ausgebrannt erscheint, gibt es alle Übergänge. Vollziehen sich z. B. Wahneinfälle vor dem Hintergrund lebhaften oder stürmischen affektiven (wenn auch gelegentlich parathymen) Mitschwingens, bewegter Psychomotorik oder gesteigerten Antriebs, sind die Wahngedanken fließend, wechselnd und durch intensives Reagieren des Kranken ausgezeichnet, so besteht eine stark ausgeprägte Wahndynamik. Werden dagegen vom Kranken z. B. Wahneinfälle oder ein systematisierter Wahn mit affektiver Unbeteiligtheit, ohne nennenswertes emotionales Reagieren, ohne erkennbare Tendenz zur produktiven Ausweitung vorgebracht, so liegt nur eine geringe Wahndynamik vor. Bei alten Schizophrenen scheint es oft ein affektleeres, eingeschliffenes Herunterleiern, ohne daß hier noch ein echtes Erleben des Wahnes spürbar wäre (Residualwahn).

39. Beziehungswahn: Im Vordergrund steht hier die wahnhafte Eigenbeziehung, in der Menschen und Dinge der Umwelt in abnormem Bedeutungsbewußtsein auf den Kranken selbst bezogen werden.

Die Kranken sind der festen Überzeugung, daß Ereignisse in ihrer Umwelt, die sich in Wirklichkeit nicht auf sie beziehen, für sie eine bestimmte Bedeutung haben. Das Gespräch anderer Menschen bezieht der an einem Beziehungswahn Leidende auf sich, das flüchtige Gestreiftwerden vom Blick eines zufällig begegnenden Fremden bedeutet z. B., daß dieser dem Kranken eine wichtige Botschaft übermittelt. Der Kranke fühlt sich im Mittelpunkt der gezielten Aufmerksamkeit seiner Umwelt, selbst aus völlig unbedeutenden Ereignissen entnimmt er mit unerschütterlicher Gewißheit Signale, die ihn in ganz besonderer Weise angehen.

Der Beziehungswahn kann isoliert vorkommen oder auch als Unter- und Hintergrund für andere Wahnformen, besonders für den Verfolgungswahn, Größenwahn, dann nur die jeweilige Wahnform markieren. Der Liebeswahn als besondere Form des Beziehungswahnes mit der wahnhaften Überzeugung, von einer bestimmten Person geliebt zu werden, wird hier eingetragen.

40. Beeinträchtigungs- und Verfolgungswahn: Der Kranke erlebt sich selbst als Ziel von Feindseligkeiten. Er wähnt sich von seiner Umwelt bedroht, gekränkt, beleidigt, verspottet, verhöhnt, die Umgebung trachte nach seinem Hab und Gut, nach seiner Gesundheit, ja, nach seinem Leben.

Hier auch Querulantenwahn eintragen: eine besondere Form des Beeinträchtigungswahnes, wobei meistens eine Kränkung und der daran anschließende Kampf ums Recht beherrschend sind.

41. Eifersuchtswahn: Wahnhafte Überzeugung, vom Partner betrogen und hintergangen zu werden.

42. Schuldwahn: Der Kranke wähnt, er habe gegen Gott, die Gebote, eine höhere sittliche Instanz etc. gefehlt (Versündigungswahn) oder er habe gegen Gesetze verstoßen, Vertrauen mißbraucht etc.

Es kann sich dabei um wahnhafte Einbildung handeln oder um eine von pathologischen Schuldgefühlen herrührende maßlose Überwertung von realen Verfehlungen oder Vergehen. Der Kranke fühlt sich schlecht und minderwertig, unverzeihlich und unrettbar verdammt und verstoßen. Es kann sich auch um eine Unterlassungsschuld handeln, z. B. sich nicht genügend um die Kinder gekümmert, selbst nicht rechtzeitig einen Arzt aufgesucht zu haben und ähnliches. Häufig sind ferner Selbstbezichtigungen wegen Onanie, Schwangerschaftsunterbrechung, sexueller Perversionen etc. Selten findet man eine Seinsschuld: Das Dasein als Mensch sei an sich schuldhaft oder man habe einen Auftrag im Leben, nämlich seine Selbstwerdung, versäumt.

43. Verarmungswahn: Dieser Wahn kreist um das Thema des bedrohten Lebensunterhaltes. Dem Wahnkranken geht alles verloren, Arbeitsstelle, Geld, Kleidung, Nahrung, er sieht sich und seine Familie verhungern.

44. Hypochondrischer Wahn: Der Krankheitswahn kreist um das Thema der bedrohten Gesundheit. Es handelt sich um die wahnhafte Überzeugung, krank, einem Siechtum, dem Tode verfallen zu sein.

Dieser Wahn kann spezielle Krankheiten zum Inhalt haben: an Krebs zu leiden, eine Syphilis, eine Multiple Sklerose, eine progressive Paralyse, einen „Hirnschwund" etc. zu haben, gelegentlich auch, geisteskrank zu sein (oder zu werden). Z. B. klagt ein Kranker: „Mein Darm ist völlig undurchgängig". An dieser Wahngewißheit wird festgehalten, auch wenn die Defäkation das Gegenteil beweist. Oder: „Meine Geschlechtsteile sind tot, das kommt nie mehr wieder". „Jede Nacht verdorrt meine Lunge; jedesmal nach dem Essen verkohlen meine Eingeweide; mein Hirn schwindet und darin ist ein Eitersee."

Hier wird auch der nihilistische Wahn markiert.

N. B. Als hypochondrischer Wahn kann zunächst auch die sogenannte coenästhetische Schizophrenie erscheinen. Dabei müssen die abnormen Leibempfindungen nicht unbedingt den Charakter des von außen „Gemachten" haben. Der Charakter der Beschwerden, die Parathymie, die gesamte Stimmungslage, eventuell begleitende Störungen des Ich-Erlebens erlauben meist die Unterscheidung von schizophrenem und depressivem, hypochondrischem Wahn.

45. Größenwahn: Diese expansive Wahnform reicht von der unbegründeten Selbstüberschätzung bis zu enormer Selbstüberhöhung.

Der Kranke übertrifft alle Mitmenschen weit an Begabung, Kraft, Fähigkeit, Besitz. Er erlebt sich ungeheuer machtbegabt, als Herrscher der Welt und dergleichen. Oder er hält sich für Gott, einen Gesandten Gottes. Wahn hoher Abstammung. Erfinderwahn.

Hier auch Religiöser Wahn: Der Kranke erlebt sich als von Gott gesandt oder in einer besonderen Beziehung zu Gott stehend, von Gott mit einem Heils- oder Religionsgründungsauftrag in die Welt geschickt oder dergleichen.

46. Andere Inhalte: Hier sind weitere Wahnthemen, die nicht in die obigen Kategorien passen, einzutragen.

Sinnestäuschungen

47. Illusionen: Illusionäre Verkennungen sind dadurch gekennzeichnet, daß etwas wirklich gegenständlich Vorhandenes für etwas anderes gehalten wird, als es tatsächlich ist. Illusionen sind also verfälschte wirkliche Wahrnehmungen.

Das Vorhandensein des Wahrnehmungsgegenstandes unterscheidet das illusionäre Erlebnis vom halluzinatorischen. (Z. B.: Das ängstliche Kind verkennt im nächtlichen Wald Büsche als drohende Gestalten.)

Hier auch Personenverkennung markieren.

Zur Unterscheidung von Wahnwahrnehmungen: Hierbei wird der Gegenstand richtig wahrgenommen (gesehen, gehört, gespürt), doch wird ihm eine abnorme Bedeutung, meist im Sinne der Eigenbeziehung, zugedacht.

Vorbemerkung zu den *Halluzinationen:*

Darunter versteht man Wahrnehmungserlebnisse ohne entsprechende gegenständliche Reizquelle, die für wirkliche Sinneseindrücke gehalten werden. Es kann auf sämtlichen Sinnesgebieten halluziniert werden, häufig auf mehreren Sinnesgebieten. Das Realitätsurteil ist mehr oder weniger eingeschränkt bis aufgehoben.

48. Stimmenhören (Phoneme): Besondere Form der akustischen Halluzination.

Man kann verschiedene Deutlichkeits-, Leibhaftigkeitsgrade der Stimmen erfassen, ferner, ob die Stimmen den Kranken direkt ansprechen oder ob sie als Rede und Gegenrede von Drittpersonen empfunden werden. Manchmal ist zwischen Stimmenhören und Gedankeneingebung schwer zu unterscheiden.

49. Andere akustische Halluzinationen (sog. Akoasmen): Hier sind alle akustischen Halluzinationen, die nicht Stimmenhören betreffen, einzutragen.

50. Optische Halluzinationen: Sie können von ungeformten elementaren optischen Halluzinationen (Photome) bis zu gestalteten Szenen reichen.

51. Körperhalluzinationen: Synonyme: Leibhalluzinationen, coenästhetische Halluzinationen. In dieser Rubrik sind auch Tasthalluzinationen (haptische-taktile Sinnestäuschungen), Dermatozoenwahn (taktile Halluzinose), kinästhetische Halluzinationen, Schmerzhalluzinationen (Dysästhesien) zu verzeichnen.

Viele solche Halluzinationen tragen den Charakter des „Gemachten", d.h. des Zugefügten (z.B. elektrisiert, bestrahlt, sexuell mißbraucht zu werden etc.).
Die Abgrenzung der mannigfaltigen Leibhalluzinationen gegenüber wahnhaften Erlebnissen ist nicht immer scharf, besonders im Bereich des Raum- und Bewegungssinnes sowie der Organempfindungen.

52. Geruchs- und Geschmackshalluzinationen: Sie treten häufig zusammen auf oder gehen phänomenologisch ineinander über.

Ich-Störungen

Unter Ich-Störungen versteht man (nach Jaspers): Störungen des Einheits-Erlebens im Augenblick; der Identität im Zeitverlauf; der Ich-Umwelt-Grenze (Appersonierung/Transitivismus) (im folgenden zusammengefaßt als „54. Depersonalisation") und der Ich-Haftigkeit aller Erlebnisse (im folgenden bei Merkmal „55. Gedankenausbreitung", „56. Gedankenentzug", „57. Gedankeneingebung" und „58. andere Fremdbeeinflussungserlebnisse" aufgezeichnet).

53. Derealisation: Die Umgebung erscheint dem Kranken unwirklich, fremdartig oder auch räumlich verändert. Dadurch wirkt die Umwelt für den Kranken unvertraut, sonderbar, gespenstisch oder sonstwie verändert. Entfremdungserlebnisse können in Wahnstimmung eingebettet sein.

Hier werden auch Veränderungen des Zeiterlebens markiert. Abschwächung aller Sinneseindrücke, z. B. in der Depression, sollte hier markiert werden.

54. Depersonalisation: Störung des Einheitserlebens der Person im Augenblick oder der Identität in der Zeit des Lebenslaufes. Der Kranke kann sich selbst unwirklich, verändert, fremd und/oder uneinheitlich vorkommen.

Diese Störung kann flüchtig sein oder auch über lange Zeit bestehen. Eine Störung der Identität des Ich im Zeitverlauf liegt vor, wenn der Kranke wähnt, jetzt ein anderer zu sein als früher. Er ist sich nicht mehr gewiß: „Bin ich selbst der, der das erlebt, oder ist es ein anderer?"

Z. B.: „Man macht mich zum Professor der Veterinärmedizin und Direktor der Anstalt und ich bin hier, um die Hebephrenie zu machen." Oder: Ein männlicher Kranker spürt, er werde eine Frau (wahnhafte Geschlechtstransformation). Hierher gehört auch der Verwandlungswahn (z. B. ein Tier zu sein).

Divide: Die erwähnte Störung des Ich-Erlebnisses beim psychotisch Kranken ist zu unterscheiden von dem sogenannten Doppelgängererlebnis oder der Heautoskopie, dem Phänomen, daß man seine eigene Gestalt wahrnimmt. Denn hierbei bleibt das Ich als der das Phänomen registrierende Kern erhalten.

Durch Selbständigwerden gewisser Teilstrebungen der Persönlichkeit kann es zu Spaltungs- und Verdopplungsgefühlen kommen. Diese Störung des Einheitserlebens der Person ist zu unterscheiden von der sogenannten alternierenden Persönlichkeit. Darunter versteht man das seltene Phänomen, daß ein Kranker sich für eine gewisse Zeit als eine andere Persönlichkeit erlebt und angibt, er habe keine Erinnerung an die frühere Zeit. Hier handelt es sich um eine Aufeinanderfolge verschiedener Persönlichkeiten, wobei aber die jeweilige Persönlichkeit durchaus Ich-Bewußtsein hat, während bei der Störung des Einheitserlebnisses eher beobachtet wird, daß verschiedene Persönlichkeiten nebeneinander gleichzeitig erleben oder agieren.

N. B. Fehleinordnungen der eigenen Person (bei erhaltenem Ich-Bewußtsein) sind unter „Störungen der Orientierung über die eigene Person“ zu vermerken (s. S. 55).

Die Phänomene Transitivismus und Apersonierung sollten hier markiert werden.

55. Gedankenausbreitung: Der Kranke klagt darüber, daß seine Gedanken nicht mehr ihm allein gehören, daß andere daran Anteil hätten und wüßten, was er denke (Gedankenlesen).

Beispiel: „Die Leute merken, was ich denke. Alle wissen, was in meinem Kopf vorgeht.“

Gedankenlautwerden muß auch hier eingetragen werden. Es ist ein Modus der Ausbreitung. (Des Patienten Gedanken werden von anderen Menschen gehört.)

56. Gedankenentzug (Gedankenenteignung): Die Kranken haben das Gefühl, es würden ihnen die Gedanken weggenommen, abgezogen.

Dies ist zu unterscheiden von dem Symptom Gedankenabreißen. (Item-Nr. 24)

57. Gedankeneingebung: Der Kranke empfindet seine Gedanken, Vorstellungen und dergleichen als von außen her beeinflußt, gemacht, gelenkt, gesteuert, auch eingegeben, aufgedrängt.

Beispiel: „Sie hypnotisieren mir Gedanken in den Kopf, die gar nicht meine sind.“

58. Andere Fremdbeeinflussungserlebnisse: So wie der Kranke eine Lenkung seiner Gedanken von außen empfinden kann, so kann er auch anderes, was mit ihm in Zusammenhang steht (sein Fühlen, Streben, Wollen und Handeln), als von außen gemacht empfinden.

Der Kranke muß etwas Bestimmtes sprechen, er muß schreien, brüllen, er muß auf eine bestimmte Weise handeln, er muß jemanden angreifen, er muß toben etc. Beispiel: „Nicht ich schreie, der da schreit, ist ein anderer. Die Strahlung geht direkt auf meine Kau- und

Sprechmuskeln. Die Stimmen schreien aus mir heraus. Nicht ich selbst brülle." – Wie die Gedankeneingebung ist dies eine krankhafte Änderung des eigenen Vollzugsbewußtseins (Jaspers).

Störungen der Affektivität

59. Ratlos: Der Kranke findet sich nicht mehr zurecht, mit sich selbst, mit seiner Situation, mit seiner Umgebung, seiner Zukunft usw. Das Nicht-Zurechtfinden wird vom Patienten selbst erlebt.

Er weiß nicht, was ihm geschieht, was er denken, planen, tun soll. Er vermag die Ereignisse nicht zu begreifen, sich keine Übersicht zu verschaffen. Objektiv äußert sich die Ratlosigkeit in einem staunend fremden oder ängstlich unsicheren Gesichtsausdruck, manchmal in einer Unruhe oder auch in einem zögernden Verharren, in Reaktionsunfähigkeit, in suchenden Handlungen, in Redewendungen wie z. B.: „Was ist los ... Wo bin ich ... Was ist geschehen ... Ich weiß nicht ... Ich kenne mich nicht aus." – Ratlosigkeit gibt es bei besonnenen Zuständen (z. B. im Wahn), aber auch bei Benommenheit (z. B. charakteristisch beim Aufwachen aus einer Bewußtseinsstörung, z. B. Narkose). Auch hochgradige mnestische Störungen können zu Ratlosigkeit führen.

N. B. Die Unsicherheit gegenüber dem Neuen, dem psychotischen Erleben ist hier nicht einzutragen. Nicht einzutragen ist hier auch die Entschlußunfähigkeit. Es ist mehr auf den Affekt der Ratlosigkeit abzustellen, nicht so sehr auf das Kognitive.

60. Gefühl der Gefühllosigkeit: Die Kranken klagen über einen Verlust an affektiver Mitschwingungsfähigkeit, über Gemütsleere und -öde. Die Gefühle seien abgestorben.

Beispiel: „Ich bin inwendig ganz abgestorben, ich kann überhaupt nichts mehr fühlen, in mir ist es tot und leer; ich kann mich über nichts freuen, aber ich kann auch nicht traurig sein, es erschüttert mich auch nichts mehr, es ist alles starr."

61. Affektarm: Darunter versteht man eine geringe Affekt- und Gefühlsansprechbarkeit (Gefühlsarmut, Affektarmut, emotionale Indifferenz, Gleichgültigkeit, Wurstigkeit, Interessenlosigkeit, Anhedonie).

Wenn der Patient darüber klagt, muß das Gefühl der Gefühllosigkeit markiert werden.

62. Störung der Vitalgefühle: Darunter versteht man ein Darniederliegen der allgemeinen Leibgefühle, von Kraft und Lebendigkeit, der körperlichen und seelischen Frische und Ungestörtheit. Es ist das Erleben einer Herabsetzung der Gefühle der eigenen Lebendigkeit, Frische, Spannkraft, Schwung. Es gehört hier auch her: „Es ist alles so schwer, es drückt mich nieder, ich bringe keinen Schwung auf, alles ist so mühsam." Ferner: Niedergeschlagenheit, Kraftlosigkeit, Schlappheit, Müdigkeit, körperliches Unbehagen.

Die streng lokalisierten Störungen wie Kopfschmerzen, Globusgefühl, Druck auf der Brust und Muskelschwäche lokalisierter Art gehören nicht hierher. Sie werden eingetragen unter den entsprechenden Merkmalen von Psych. 5.

63. Deprimiert: Negativ getönte Befindlichkeit. Sie muß während des Gespräches oder über längere Zeit innerhalb des Beurteilungszeitraumes bestehen.

Weites Spektrum von Gefühlen, von der Formulierung, „ich bin so traurig", Stimmung des Unbehagens, Niedergeschlagenheit, Freudlosigkeit, Lustlosigkeit, Interessenverlust, Sorge, Gram, Verzagtheit, Hilflosigkeit bis zu entsetzlicher, unbeschreiblicher „innerer Qual".

Der Ausdruck deprimierter Stimmung ist sehr verschieden: manche weinen, sind sichtbar „niedergeschlagen", sind „bewegt", andere wie im Schmerz und in der Qual verrsteinert.

64. Hoffnungslos: Pessimistische Grundstimmung, dem Patienten ist der Glaube an eine positive Zukunft beeinträchtigt oder genommen.

65. Ängstlich: Patient spricht von seiner Angst, manchmal ohne angeben zu können, wovor er sich fürchtet.

Angst darf nicht allein aus dem Ausdruck und aus dem Verhalten erschlossen werden, sondern muß ausdrücklich exploriert werden.

66. Euphorisch: Zustand des übersteigerten Wohlbefindens, des Behagens, der Heiterkeit, der Zuversicht, des gesteigerten Vitalgefühls.

67. Dysphorisch: Mißmutige, unausgeglichene Verstimmtheit. Patient ist mürrisch, moros, nörgelnd.

68. Gereizt: Zustand des erhöhten Aufmerkens, der Gespanntheit. Der Untersucher spürt die Bereitschaft zu aggressiv getönten, affektiven Ausbrüchen, die aus scheinbarer äußerer Ruhe (gespannte Ruhe) kommen können.

69. Innerlich unruhig: Der Patient klagt spontan oder auf Befragen, daß er seelisch bewegt, in Aufregung oder in Spannung ist und darunter leidet.

Divide: „83 motorisch unruhig".
Innerliche Unruhe ist häufig mit depressiver, ängstlicher, hoffnungslos-verzweifelter Stimmung, mit manischer Gehetztheit, mit Mißtrauen, mit Wahnstimmung und Wahn verschiedenen Inhalts verbunden.

70. Klagsam/jammrig: So bezeichnet man Patienten, die ihrem Schmerz und Kummer mit Worten, Mimik oder Gestik Ausdruck geben (Wehklagen).

Weinen, Seufzen, Stöhnen sind weitere Ausdrucksmittel solcher Kranker. Auch das Lamentieren, das laute und wiederholte Klagen, oft in einer morosen Weise, gehört hierher.

71. Insuffizienzgefühle: Das Gefühl, nichts wert zu sein, unfähig, untüchtig, unentschieden, ungeschickt, entschlußunfähig, dumm, verständnislos, häßlich etc. zu sein. Das Vertrauen in die eigene Leistungsfähigkeit ist verlorengegangen.

Das Gefühl des ausgeprägten Selbstwertverlustes wird als „schwer" markiert.

72. Gesteigerte Selbstwertgefühle: Steigerung der Kraft- und Leistungsgefühle.

Der Kranke traut sich besonders viel zu, er hält sich für besonders gescheit, stark, befähigt, begabt, mächtig, reich etc.

73. Schuldgefühle: Der Kranke fühlt sich für eine Tat, für einen Gedanken oder für Wünsche verantwortlich, die seiner

Ansicht nach vor einer weltlichen oder religiösen Instanz verwerflich sind. Falls Schuldwahn besteht, nur dort markieren.

74. Verarmungsgefühle: Der Kranke hat das Gefühl, es fehlten ihm die Mittel, seinen Lebensunterhalt zu bestreiten. Falls Verarmungswahn besteht, nur dort markieren.

75. Ambivalent: Koexistenz widersprüchlicher Gefühle im Bewußtsein, die der Patient selbst gleichzeitig und meist auch quälend erlebt.
Zum Beispiel: Eine Person wird zugleich gehaßt und geliebt.

Vermeide die Verwechslung mit Ratlosigkeit, Entschlußunfähigkeit und vermeide die Hypostasierung von Ambivalenz im Unbewußten.

76. Parathymie: Paradoxe Affekte: Gefühlsausdruck und Erlebnisinhalt stimmen nicht überein (früher wurde das affektiv inadäquat genannt).

Beispiele: Ein Kranker berichtet, er sei vergangene Nacht wieder in der schauerlichsten Weise gefoltert worden und lacht dazu. – Ein anderer empfindet Freude über ein Geschenk, jammert aber dazu (Paramimie).

77. Affektlabil: Schneller Stimmungswechsel. Vergrößerung der affektiven Ablenkbarkeit, wobei die Affekte meist eine sehr kurze Dauer haben und vielfachen Schwankungen unterliegen bzw. in ihren „Vorzeichen“ wechseln.

N. B. Landesübliches Temperament beachten!

78. Affektinkontinent: Rasches Anspringen von allen Affekten, die nicht beherrscht werden können und manchmal eine übermäßige Stärke haben können.

79. Affektstarr: Verminderung der affektiven Modulationsfähigkeit.

Der Patient verharrt ohne Modulation, Schwingungen in bestimmten Stimmungen oder Affekten, unabhängig von der äußeren Situation, z. B. in gereizter Gehässigkeit, mißtrauischer Ablehnung, depressiver Erstarrung.

Wenn innerhalb des bestehenden Affektes noch moduliert wird, kann hier nur „leicht“ markiert werden.

Wenn mehrere Affekte auftauchen, ist dieses Item *nicht* zu markieren.

Antriebs- und psychomotorische Störungen

Vorbemerkung zum *Antrieb:*

Antrieb ist die vom Willen weitgehend unabhängig wirkende belebende Kraft, die die Bewegung aller seelischen Leistungen hinsichtlich Tempo, Intensität und Ausdauer bewirkt. So unterhält der Antrieb „Lebendigkeit“, Schwung, Initiative, Zuwendung, Aufmerksamkeit, Tatkraft, „Unternehmensgeist“. Der Antrieb wird in erster Linie erkennbar am Ausdrucksverhalten, an der Psychomotorik.

80. Antriebsarm: Mangel an Energie und Initiative.

Subjektiv vom Patienten erlebt und/oder dem Untersucher z. B. sichtbar an der spärlichen spontanen Motorik und der mangelnden Initiative im Gespräch. Der passiv ruhende Kranke, der nicht von einem Gesprächspartner angeregt wird, versinkt in sich selbst.

Stupor: Motorische Bewegungslosigkeit ist Maximum motorischer Antriebslosigkeit.

81. Antriebsgehemmt: Bei der Antriebshemmung wird im Gegensatz zur Antriebsarmut die Initiative und Energie vom Patienten nicht als an sich vermindert, sondern als gebremst erlebt. Außerdem kann dem Untersucher das Bemühen des Kranken, die Hemmung zu überwinden, deutlich werden. Die Hemmung zeigt sich im Psychomotorischen, Sensorischen und in den Denkleistungen (s. auch Item Nr. 15).

Der Patient möchte gern, bringt es aber nicht zuwege, bricht ab, rafft sich wieder auf etc.

82. Antriebsgesteigert: Zunahme der Aktivität und der Initiative im Rahmen einer geordneten (zielgerichteten) Tätigkeit.

83. Motorisch unruhig: Ziellose und ungerichtete motorische Aktivität, die sich bis zur Tobsucht steigern kann.

Die Kranken sind ständig in Bewegung, laufen herum (motorische Unruhe mit Lokomotion) oder bewegen die Gliedmaßen an Ort und Stelle. Motorische Unruhe gibt es auch umschrieben, z. B. als Kratzbewegung, Händeringen, tic-artige Bewegungen etc.

84. Parakinesen: Parakinesen sind qualitativ abnorme, meist komplexe Bewegungen, die häufig Gestik, Mimik und auch die Sprache betreffen.

Unter Stereotypie versteht man Äußerungen auf sprachlichem und motorischem Gebiet, die die Tendenz aufweisen, oft lange Zeit hindurch in immer gleicher Form wiederholt zu werden. Im Gegensatz zur Perseveration ist hier kein Zusammenhang zu früher im Gespräch gebrauchten Worten und Gesten zu erkennen.

Hier auch Verbigeration: Wortstereotypie.

Hier werden auch Kataplexie und Flexibilitas cerea markiert.

Auch Automatismen, Befehlsautomatie und Echo-Symptome gehören hierher: Der Patient führt automatische Handlungen aus, die er selbst als nicht von ihm intendiert empfindet. Automatenhaftes Befolgen gegebener Befehle. Wenn der Anreiz zu einer solchen Handlung bloß durch das Beispiel gegeben wird und die Bewegung des Kranken in einer Nachahmung besteht, spricht man von Echopraxie. Werden Worte oder Laute nachgesprochen, nennt man es Echolalie.

85. Manieriert-bizarr: Alltägliche Bewegungen und Handlungen (auch Gestik, Mimik und Sprache) werden verstiegen, verschroben, posenhaft und verschnörkelt, manchmal mit einer ausgesprochen spielerischen Note, ausgeführt.

Manieriert meint auch unnatürlich, schwülstig, aufgeblasen im Sinne von hochtrabend und wichtigtuerisch, geziert, affektiert und gekünstelt, verkrampft, stilisiert, floskelhaft.

Hier ist auch noch einzutragen bizarres Verhalten: Ein Patient benimmt sich besonders auffällig (im Kontrast zum landes- und gruppenüblichen) im Sprechen, Sich-Bewegen, in der Kleidung.

86. Theatralisch: Der Patient erweckt den Eindruck, daß er sich darstellt, daß er die Situation, seine Beschwerden, seine

Störung aufbauscht. Sein Verhalten erscheint oft betont demonstrativ.

87. Mutistisch (stumm): Wortkargheit bis Nichtsprechen aus psychischen Gründen. Die Kranken sprechen überhaupt nicht mehr oder nur ganz wenige geflüsterte Worte oder Silben.

Es kann sich dabei um Antriebsmangel, Hemmung, Sperrung, aktiv-negativistisches Verweigern der sprachlichen Kontaktaufnahme handeln.

88. Logorrhoisch: Der Kranke redet übermäßig viel als Folge eines unstillbaren Rededranges.

Je nach Tempo, Deutlichkeit, innerem Zusammenhang und logischer oder nachfühlbarer Verknüpfung ist der logorrhoische Redefluß für den Untersucher gut verständlich oder unverständlich.

Circadiane Besonderheiten

Schwankungen der Befindlichkeit und des Verhaltens des Kranken während der 24-Std-Periode (hier sind also jahreszeitliche Schwankungen nicht zu vermerken).

89. Morgens schlechter: Verschlechterungen zwischen 0 und 12.00 Uhr.

90. Abends schlechter: Verschlechterungen zwischen 12.00 und 24.00 Uhr.

91. Abends besser: Hier sind nur deutliche abendliche Aufhellungen einzutragen, nicht aber einfach Markierungen im Kontrast zu einem explorierten Morgentief vorzunehmen.

Andere Störungen

92. Sozialer Rückzug: Verminderung der Sozialkontakte.

Wird beurteilt nach der Zugänglichkeit des Kranken im Gespräch und nach der Gemeinschaftsfähigkeit auf der Abteilung, zu Menschen außerhalb der Klinik usw.

93. Soziale Umtriebigkeit: Vermehrung der Sozialkontakte im Vergleich zu früher. Patient wendet sich an viele Menschen, zum Teil distanzlos, klebrig, haftend, oberflächlich, umtriebig, anklammernd, querulatorisch etc.

94. Aggressivität: Aggressionstendenzen: Neigung zu Tätlichkeiten als Angriff oder als Verteidigung und/oder heftige verbale Aggression (Beschimpfung). Aggressionshandlungen: Tätlicher Angriff auf Personen oder Umgebung. Tendenzen und Handlungen müssen jeweils nach Schwere skaliert werden.

95. Suizidalität: Selbstmordabsichten, Selbstmordpläne, Todeswünsche, Selbstmordvorbereitungen, Selbstmordversuche.

Selbstmordgedanken, -wünsche, -tendenzen und -handlungen können jeweils für sich auf leicht – mittel – schwer geschätzt werden.

96. Selbstbeschädigung: Auch nicht lebensbedrohliche Selbstverletzungen, z. B. Anschlagen des Kopfes gegen die Wand, Aufkratzen der Haut, Einstechen von Nadeln, Ausreißen der Haare (Trichotillomanie) etc.

97. Mangel an Krankheitsgefühl: Der Patient negiert spontan oder auf Befragen, daß er sich krank fühle. Eine Unterscheidung zwischen dem Gefühl, körperlich oder seelisch krank zu sein, ist nicht zweckmäßig.

98. Mangel an Krankheitseinsicht: Der Patient kann seine vom Arzt als krankhaft beurteilten wesentlichen Erlebnis- und Verhaltensweisen nicht als krankhaft anerkennen.

99. Ablehnung der Behandlung: Widerstreben gegen verschiedene therapeutische Maßnahmen und/oder gegen die Krankenhausaufnahme.

100. Pflegebedürftigkeit: Der Patient ißt und trinkt nicht selbständig, ist unselbständig in der Körperpflege oder ist auch bettlägerig.

Hier wird auch Incontinentiva alvi et urinae markiert.

Befundunsicherheit

Hier kann schätzend nach drei Stufen eingetragen werden, in welchem Grade der Untersucher hinsichtlich seiner Befunderstellung unsicher ist.

Psychiatrie 5: Somatischer Befund

Auch hier ist der Kopf wie bei den vorangehenden vier Belegen auszufüllen. Rechts oben findet sich wieder die Angabe des Datums, darunter ist (bei Psychopharmakastudien) der Prüfbehandlungstag einzutragen. Dies ist nicht zu verwechseln mit der laufenden Nummer in der Beobachtungsperiode, z. B. kann der 28. Prüfbehandlungstag die laufende Befund-Nr. 6 in der Beobachtungsperiode sein.

Auch hier ist als Ausnahme zu beachten, daß die unterste von den drei Zeilen die Einer-Stelle, die mittlere die Zehner, die oberste die Hunderter enthält (156 wäre also zu markieren: oberste Zeile (H) 1, mittlere Zeile (Z) 5, untere Zeile (E) 6. Anschließend kann auch hier wie auf Beleg 4 die laufende Nummer eines Patienten in einer speziellen Untersuchungsreihe dokumentiert werden. – Darunter ist ein Reservefeld. –

Dieser Beleg erlaubt einerseits die Dokumentation von Merkmalen, die körperlicher Ausdruck psychischer Störungen sein oder den Rang psychopathologischer Symptome haben können: So sind hier die lokalisierten Störungen der Vitalgefühle zu markieren, z. B. bei „114. Magenbeschwerden", „117. Atembeschwerden", „120. Herzdruck", „126. Kopfdruck".

Der Beleg 5 ist andererseits ganz auf das Festhalten von während der Behandlung auftretenden Nebenwirkungen abgestellt und erlaubt daher nur eine dürftige Registrierung von eventuell schon vorher bestehenden somatischen Befunden. Dies gilt besonders für die Registrierung neurologischer und internistischer Symptome.

Wegen der großen Schwankungsbreite der individuellen Norm ist eine allgemeine Norm als Referenzkriterium (s. S. 30) bei einigen Merkmalen nur schwer anzuwenden und deshalb der intraindividuelle Vergleich mit der prämorbiden Individualnorm nicht ganz zu vermeiden, z. B. bei „Verkürzung der Schlafdauer" oder „Sexualität vermindert".

Schlaf- und Vigilanzstörungen

101. Einschlafstörungen: Die Zeit vor dem Einschlafen wird vom Patienten als verlängert, störend oder quälend erlebt.

102. Durchschlafstörungen: Unterbrochener Schlaf. Einmalige Unterbrechung mit raschem Wiedereinschlafen ist als „leicht" zu markieren. Wenn der Nachtschlaf durch häufige Unterbrechungen erheblich verringert ist, wird „schwer" markiert.

103. Verkürzung der Schlafdauer: Verkürzung der Gesamtschlafdauer pro 24 Std im Vergleich zur prämorbiden Schlafnorm.

104. Früherwachen: Deutliche Vorverlegung des Aufwachzeitpunktes ohne Möglichkeit, wieder einschlafen zu können.

105. Müdigkeit: Ein Müdigkeitsgefühl ohne Beeinträchtigung der Leistungsfähigkeit ist als „leicht", einfaches „Einnicken" bzw. Einschlafen am Tage immer als „schwer" zu markieren.

Appetenzstörungen

106. Appetit vermindert: Wenn der Patient im Gegensatz zu früher keine „Lieblingsspeisen" mehr nennen kann. Ißt der Patient dennoch ausreichend, ist lediglich „leicht" zu markieren, muß er sich zum Essen zwingen oder zum Essen angehalten werden, ist „mittel", bei deutlichem Gewichtsverlust oder wenn er gar gefüttert werden muß, ist „schwer" zu markieren. In diesem Fall ist auch das Merkmal „100. pflegebedürftig" zu markieren.

107. Appetit vermehrt: Eßlust auch zwischen den üblichen Mahlzeiten, „Naschen". „Schwer" ist zu markieren, wenn der Patient deutlich an Gewicht zunimmt oder sich gedrängt fühlt, alles Greifbare zu essen (Heißhunger, Polyphagie, Hyperorexie).

108. Durst vermehrt: Der Patient hat häufig oder ständig das Bedürfnis zu trinken. Überschreitet die Trinkmenge ca. 2 l/d oder wird die Lebensführung des Patienten durch „Trinkenmüssen" (z. B. wie bei Diabetes insipidus) beeinträchtigt, dann ist „schwer" zu markieren. Eindeutig extern (z. B. sommerliche Hitze) bedingte Durstvermehrung ist hier nicht zu markieren.

109. Sexualität vermindert: Die sexuelle Appetenz hat nachgelassen (intraindividueller Vergleich).

Gastrointestinale Störungen

110. Hypersalivation: Berichtet der Patient über vermehrten Speichelfluß oder häufigeres „Schluckenmüssen", ist dadurch jedoch nicht wesentlich beeinträchtigt, wird „leicht" markiert. Ist der Patient durch aus dem Mund laufenden Speichel deutlich gestört oder ist am Morgen durch den Speichel das Kopfkissen durchnäßt, wird „schwer" markiert.

111. Mundtrockenheit: Verspürt der Patient eine Mundtrokkenheit, ist dadurch jedoch nicht beeinträchtigt, wird „leicht" markiert. Ist das Sprechen erschwert, sollte „mittel" angegeben werden, bei notwendigen Hilfsmaßnahmen medikamentöser oder mechanischer Art (z. B. Kirschkern in den Mund nehmen), ist „schwer" zu markieren.

112. Übelkeit: Von leichter Mißbefindlichkeit des Magens („leicht") bis zu Brechreiz („schwer").

113. Erbrechen: Einmaliges Erbrechen ohne weitere Folgen ist als „leicht" zu markieren, heftiges Erbrechen mit starkem Krankheitsgefühl oder ständiges Erbrechen, so daß die Lebensführung beeinträchtigt ist, wird als „schwer" markiert.

114. Magenbeschwerden: Völlegefühl, Aufstoßen, Sodbrennen oder Luftschlucken werden als „leicht" markiert, Magenschmerzen sind als „schwer" zu markieren.

115. Obstipation: Wenn Stuhlgang nicht täglich erfolgt, aber noch keine laxierenden Hilfsmittel verwendet werden, ist „leicht", bei Einnahme von Laxantien „mittel" zu markieren. Eine „schwere" Obstipation liegt vor, wenn ein Klistier erforderlich ist.

116. Diarrhoe: Mehr als ein Stuhlgang pro Tag wird als „leicht“ markiert; wenn die gewohnte Lebensführung beeinträchtigt ist, sollte „schwer“ markiert werden.

Kardio-respiratorische Störungen

117. Atembeschwerden: Beschwerden wie z. B. „ich kann nicht durchatmen“, „Reifen um die Brust“ oder „Erstickungsangst“ werden hier abgebildet. Nicht gemeint sind Störungen des respiratorischen Traktes wie z. B. chronische Bronchitis, Dyspnoe bei Herzinsuffizienz u. ä.

118. Schwindel: Alle Formen von Schwindel werden hier abgebildet. Hier auch orthostatische Beschwerden bis hin zu Kollaps („schwer“) markieren.

119. Herzklopfen: Der Patient klagt über Herzklopfen im Sinne von „Herzjagen“, „das Herz schlägt im Hals“, „Herzstolpern“.

120. Herzdruck: „Beklemmung“, stechender oder drückender Schmerz des Herzens. Häufig halten die Patienten sich die Kleidung in der Herzgegend vom Körper ab oder massieren sich die Herzgegend.

Andere vegetative Störungen

121. Akkommodationsstörungen: „Leicht“ ist zu markieren, wenn der Patient die Akkommodationsstörung bemerkt, aber nicht behindert ist. „Mittel“ ist zu markieren, wenn beim Lesen die Buchstaben nach einiger Zeit verschwimmen, „schwer“ ist zu markieren, wenn Handarbeiten oder Lesen nicht mehr möglich ist.

122. Schwitzen vermehrt: Verstärkte Schweißneigung oder Schweißausbrüche. Wenn der Patient durch vermehrtes

Schwitzen bei der Arbeit oder in Sozialkontakten behindert ist, soll „schwer" markiert werden.

123. Seborrhoe: Vermehrte Talgabsonderung der Haut, so daß der Patient wie eingefettet wirkt („Salbengesicht"). Eventuell muß nach Kosmetika gefragt werden.

124. Miktionsstörungen: Der Patient kann trotz Harndranges erst nach längerem Warten Wasser lassen. Harnverhaltung ist als „schwer" zu markieren.

125. Menstruationsstörungen: Sowohl zeitliche Abweichung von der Regel als auch mit der Menstruation verbundene körperliche Beschwerden (Dysmenorrhoe). Amenorrhoe ist als „schwer" zu markieren.

Weitere Störungen

126. Kopfdruck: Hier sollen alle Formen der Beeinträchtigung wie „Kopfdruck", „dumpf im Kopf" bis hin zum Kopfschmerz abgebildet werden. Ist der Patient in seiner Lebensführung dadurch nicht beeinträchtigt, soll „leicht" markiert werden, ist er nicht mehr in der Lage, an den Aktivitäten der Station teilzunehmen, zu arbeiten oder sich zu beschäftigen, ist „schwer" zu markieren.

127. Rückenbeschwerden: Umschriebene oder diffuse, konstante oder ziehende Beschwerden von Druck und Spannungsgefühlen („leicht") bis zu Schmerzen („schwer").

128. Schweregefühl in den Beinen: „Wie nach starker Anstrengung", „weiche Knie" u. ä. Fällt z. B. besonders beim Treppensteigen auf.

129. Hitzegefühl: Hier sind Wallungen, „Flush", aufsteigende Hitze usw. zu markieren.

130. Frösteln: Frieren trotz ausreichender Umgebungstemperatur.

131. Konversionssymptome: Pseudoneurologische Körperstörungen wie Aphonie, Amaurose, Surditas, Parese, Abasie. Hier sind auch psychogene Anfälle abzubilden. Hierher gehören *nicht* psychogene vegetative Störungen.

Neurologische Störungen

132. Rigor: Muskeltonuserhöhung aufgrund extrapyramidalmotorischer Störungen. Der Bewegungsablauf erscheint durch den Rigor gleichmäßig zähflüssig. Tritt zusätzlich ein Zahnradphänomen auf, ist „schwer" zu markieren.

Divide: Spastizität.

133. Muskeltonus erniedrigt: Generalisierte Erschlaffung der Muskulatur. Kann der Patient noch den Armhalteversuch ausführen, ermüdet nur schneller, ist „leicht" zu markieren. Bei Verlangsamung der Bewegungen ist „mittel" zu markieren, bei Herabsinken der Augenlider oder Auftreten von „verwaschener" Sprache ist „schwer" einzutragen.

134. Tremor: Hier wird jede Form von Tremor abgebildet. Es ist darauf zu achten, daß auch ein eventuell bestehender Kopftremor markiert wird. Ist ein Tremor nur durch eine Untersuchung feststellbar (Hände vorstrecken), ist „leicht" zu markieren. Ein „schwerer" Tremor liegt vor, wenn der Patient nicht in der Lage ist, die Tasse zum Mund zu führen.

135. Dyskinesen: Alle anfallsartig, episodisch oder nur vorübergehend auftretenden extrapyramidal-motorischen Muskelkrämpfe. Muß deswegen die medikamentöse Therapie verändert werden (z. B. Reduktion oder Umstellung des Neuroleptikums oder Gabe eines Antiparkinsonmittels), ist immer „schwer" zu markieren.

136. Hypokinesen: Hier ist die Bewegungsverarmung im Bereich der Extremitäten und des Rumpfes sowie die Hypomimie einzutragen. Die Akinese oder Amimie wird als „schwere“ Form der Hypokinese markiert.

137. Akathisie: Extrapyramidal-motorische Bewegungsunruhe, die den Patienten unfähig macht, ruhig zu stehen, zu sitzen oder an einem Platz zu verharren (Tasikinesie). Im Gegensatz zur „69. inneren Unruhe“ wird hier die Störung vom Patienten eher in den Extremitäten wahrgenommen.

138. Ataxie: Lokalisiert in den Extremitäten oder allgemeine Rumpfataxie. Abweichen von der Ideallinie beim FNV oder KHV wird als „leicht“, deutliches Ausschlagen mit Verfehlen des angestrebten Zieles als „schwer“ markiert. Rumpfataxie wird immer als „schwer“ markiert.

139. Nystagmus: Hier wird jede Form von Nystagmus dokumentiert. Der feinschlägige Blickrichtungsnystagmus wird als „leicht“, der grobschlägige Pendel- oder Spontannystagmus als „schwer“ markiert.

140. Parästhesien: Alle Arten von Mißempfindungen von Hypästhesien über Dys- bis Anästhesien werden hier abgebildet.
Divide: „51. Körperhalluzinationen“.

Seitendifferenzen: Wird markiert, wenn mindestens eines der Merkmale 132–140 lokalisiert oder einseitig auftritt.

Meßwerte: In der (frankophonen) Lochbelegform werden Gewicht (kg), Körpertemperatur (° C), Puls (Min.), RR im Liegen und Stehen (mm Hg) dokumentiert.

Cerebrale Krampfanfälle:

Divide psychogene Anfälle, die unter „131. Konversionssymptomatik“ abgebildet werden.

Literatur

I. Literatur zum AMDP-System

1. Angst J.: Methodology for the clinical testing of psychotropic agents. Comparison of clozapine with methotrimeprazine (levomepromazine), perphenazine and lenperone (AHR-2277), 23–35, In Ministry of Health of the USSR (Ed.) On the methodology of the pharmacological and clinical trials of psychotropic drugs. Basel, Sandoz, 1975
2. Angst J., Battegay R., Pöldinger W.: Zur Methodik der statistischen Bearbeitung des Therapieverlaufs depressiver Krankheitsbilder. Meth. Inform. Med. 3, 54–56 (1964)
3. Angst J., Battegay R., Bente D., Cornu F., Dick P., Engelmeier M. P., Heimann H., Heinrich K., Hippius H., Pöldinger W., Schmidlin P., Schmitt W., Weis P.: Über das gemeinsame Vorgehen einer deutschen und schweizerischen Arbeitsgruppe auf dem Gebiet der psychiatrischen Dokumentation, Schweiz. Arch. Neurol. Neurochir. Psychiat. 100, 207–211 (1967)
4. Angst J., Battegay R., Bente D., Berner P., Broeren W., Cornu F., Dick P., Engelmeier M. P., Heimann H., Heinrichs K., Helmchen H., Hippius H., Pöldinger W., Schmidlin P., Schmitt W., Weis P.: Das Dokumentations-System der Arbeitsgemeinschaft für Methodik und Dokumentation in der Psychiatrie (AMP). Arzneim. Forsch. 19, 399–405 (1969)
5. Angst J., Battegay R., Bente D., Berner P., Broeren W., Cornu F., Dick P., Engelmeier M. P., Heimann H., Heinrich K., Helmchen H., Hippius H., Lukacs G., Pöldinger W., Schmidlin P., Schmitt W., Weis P.: Documentation clinique en psychopharmacologie: le système AMP (Arbeitsgemeinschaft für Methodik und Dokumentation in der Psychiatrie), 361–365. In: A. Cerletti F. J. Bove (Eds), The present status of psychotropic drugs. Amsterdam, Excerpta medica, 1969
6. Angst J., Bente D., Berner P., Heimann H., Helmchen H., Hippius H.: Das klinische Wirkungsbild von Clozapin (Untersuchung mit dem AMP-System). Pharmakopsychiat. 4, 201–211 (1971)
7. Angst J., Frei M., Lehmann M., Padrutt A., Vetter P.: Doppelblindversuch zum Wirkungsvergleich von Maprotilin (Ludiomil) und Imipramin (Tofranil) bei endogenen Depressionen. In: Erkennung, Bewertung, Behandlung. Kielholz, P. (Hrsg.), S. 246–253. Bern: Huber 1972

8. Angst J., Baumann U., Hippius H., Rothweiler R.: Clinical aspects of resistance to imipramine therapy. Pharmakopsychiatr. 7, 211–216 (1974)
9. Angst J., Dittmer T. L. J., Heinrich K., Hippius H., Seibel I., Woggon B.: Klinische Prüfung von Lofepramin im Vergleich zu Imipramin. Int. Pharmakopsychiat. 10, 65–71 (1975)
10. Angst J., Woggon B.: Klinische Prüfung von fünf Depotneuroleptika. Vergleich der Wirkungsprofile von Fluphenazindecanoat, Fluspirilen, Penfluridol, Perphenazinoenanthat und Pipothiazinpalmitat. Arzneimittel-Forsch. 25, 267–270 (1975)
11. Angst J., Woggon B., Schoepf J.: The treatment of depression with L-5-Hydroxytryptophan versus Imipramine. Results of two open and one double-blind study. Arch. Psychiat. Nervenkr. 224, 175–186 (1977)
12. Angst J., Dittrich A., Woggon B.: Reproduzierbarkeit der Faktorenstruktur des AMP-Systems. Int. Pharmacopsychiat. 14, 319–324 (1979)
13. Arbeitsgemeinschaft für Methodik und Dokumentation in der Psychiatrie (Ed); Das AMDP-System, 3. Aufl., Berlin, Springer, 1979
14. Athen D., Bente D., Bikadorow V., Feder J., Müller-Oerlinghausen B.: Das klinische Wirkungsspektrum mittlerer und hoher Dosen von Carpipramin. Pharmakopsychiat. 7, 296–309 (1975)
15. Ban T. A.: The AMP System in English, 1575–1579, in P. Deniker et al. (Eds), Neuro-Psychopharmacology, Oxford, Pergamon Press, 1978
16. Ban T. A., Lehmann H. E., Galvan L., Pecknold J.-C., Climan M.: A transcultural study with clomacran: comparison of two assessment methods. Curr. Ther. Res. 16, 971–989 (1974)
17. Bataille M.: Preliminary note on the antipsychotic efficacy of Bromperidol. Acta psychiat. belg. 78, 173–179 (1978)
18. Baumann U.: Diagnostische Differenzierungsfähigkeit von Psychopathologie-Skalen. Arch. Psychiat. Nervenkr. 219, 89–103 (1974)
19. Baumann U., Angst J.: Methodological development of the AMP system, 72–78. In: J. R. Boissier et al. (Eds), Neuropsychopharmacoloy, 9. Amsterdam, Excerpta Medica, 1975
20. Baumann U., Rothweiler R., Scheidegger P.: Methodische Probleme bei Psychopharmakastudien, unter besonderer Berücksichtigung des AMP-Systems. Arzneimittel-Forsch. 25, 270–273 (1975)
21. Baumann U., Schneidewind G., Angst J., Helmchen H., Hippius H.: Zur Entscheidungslogik bei Symptom-Beurteilungen. Arch. Psychiat. Nervenkr. 220, 225–235 (1975)
22. Baumann U., Schneidewind G., Angst J., Helmchen H., Hippius H.: Untersuchungen zum AMP-System: Symptomvergleich zwi-

schen Berlin und Zürich. Arzneimittel-Forsch. 26, 1111–1114 (1976)
23. Baumann U., Angst J.: AMP-System: Verlaufsanalysen psychopathologischer und somatischer Symptome. Arch. Psychiat. Nervenkr. 223, 227–238 (1977)
24. Baumann U., Woggon B.: Interrater-Reliabilität bei Diagnosen, AMP-Syndromen und AMP-Symptomen. Arch. Psychiat. Nervenkr. 227, 3–15 (1979)
25. Beckmann H., Frische M., Rüther E., Zimmer R.: Baclofen (parachlorphenyl-GABA) in schizophrenia. Pharmakopsychiat. 10, 26–31 (1977)
26. Beckmann H., Athen D., Olteanu M., Zimmer R.: dl-phenylalanine versus imipramine: a double-blind controlled study. Arch. Psychiat. Nervenkr. 227, 49–58 (1979)
27. Bente D.: Methodische Probleme der klinisch-psychopharmakologischen Forschung, dargestellt am Beispiel der Antidepressiva. Arzneimittel-Forsch. 19, 806–808 (1959)
28. Bente D., Engelmeier M. P., Heinrich K., Hippius H., Schmitt W.: Methodische Gesichtspunkte zur klinischen Prüfung psychotroper Medikamente. Med. Exp. (Basel), 2, 68–76 (1960)
29. Bente D., Engelmeier M. P., Heinrich K., Hippius H., Schmitt W.: Zur Dokumentation medikamentöser Wirkungen bei der psychiatrischen Pharmakotherapie. Arzneimittel-Forsch. 11, 886–890 (1961)
30. Bente D., Engelmeier, M. P., Heinrich K., Hippius H., Schmitt W.: Entwurf eines klinischen Prüfungsprogrammes für die psychiatrische Pharmakotherapie. Med. Exp. (Basel) 7 [Suppl.], 11–32 (1962)
31. Bente D., Engelmeier M. P., Heinrich K., Hippius H., Schmitt W.: Methodenkritischer Beitrag zur klinischen Wirksamkeitsprüfung von Psychopharmaka, 63–71. In: P. B. Bradley et al. (Eds), Neuro-psychopharmacology, 3, Amsterdam, Elsevier, 1964
32. Bente D., Engelmeier M. P., Heinrich K., Hippius H., Schmitt W.: Zum Wirkungsbild eines Antidepressivums aus der Dibenzodiazepin-Reihe – Wander 91/HF 1927 (Noveril), 431–435. In: D. Bente, P. B. Bradley (Eds), Neuro-psychopharmacology, 4, Amsterdam, Elsevier, 1965
33. Bente D., Engelmeier M. P., Heinrich K., Hippius H., Schmitt W.: Faktorenanalytische Untersuchungen zur Struktur psychiatrischer Merkmalszusammenhänge. Vorläufige Mitteilung. Arzneimittel-Forsch. 16, 284–285 (1966)
34. Bente D., Engelmeier M. P., Heinrich K., Hippius H., Schmitt W.: Klinische Untersuchungen über eine neue Gruppe tricyclischer Neuroleptika, 977–983. In: H. Brill et al. (Eds), Neuro-psychopharmacology, 5. Amsterdam, Excerpta Medica, 1967

35. Bente D., Engelmeier M. P., Heinrich K., Hippius H., Schmitt W.: Methodenkritische Untersuchungen zur Anwendung multivariater Verfahren bei psychiatrischen Alternativmerkmalen. Arzneimittel-Forsch. 19, 405–408 (1969)
36. Bente D., Siegordner K.: Quantitative Studien zum symptomatologischen Aufbau und medikamentösen Wandel depressiver Krankheitsformen (vorläufige Mitteilung), 317–325. In: H. Hippius, H. Selbach (Eds), Das depressive Syndrom. München, Urban & Schwarzenberg, 1969
37. Bente D., Feder J., Siegordner K.: Ein Programmsystem zur überregionalen Archivierung und statistischen Auswertung von AMP-Daten. Arzneimittel-Forsch. 20, 913–915 (1970)
38. Bente D., Feder J.: AMPAS-Archivierung und Auswertung psychiatrischer Daten. Data Praxis D 14/4113. München, Siemens Bereich Datenverarbeitung, 1971
39. Bente D., Feder J., Helmchen H., Hippius H., Rosenberg L.: Doppelblindprüfung von drei Antidepressiva. 2. Mitteilung: Klinischer Vergleich von Noxiptilin, Nor-Noxiptilin und Amitriptylin mit dem AMP-System. Arzneimittel-Forsch. 23, 247–255 (1973)
40. Bente D., Feder J., Helmchen H., Hippius H., Mauruschat W.: Multidimensionale pharmakopsychiatrische Untersuchungen mit dem Neuroleptikum Perazin. 2. Mitteilung: Verlaufsprofile psychopathologischer und somatischer Merkmale (Untersuchungen mit dem AMP-System). Pharmakopsychiat. 7, 8–18 (1974)
41. Bente D., Koeller D. M., Koufen H., Pietzcker A., Schulte P. W.: Klinisch-statistische Untersuchung des Wirkungsbildes von Sulpirid, einem neuen Psychopharmakon. Arzneimittel-Forsch. 24, 107–111 (1974)
42. Berner P., Katschnig H., Pöldinger W.: Das psychiatrische Dokumentationssystem der AMP – Ein Beitrag zur Rezeption methodenkritischen Denkens in der klinischen Psychiatrie. In: K. Seidel, H. Szewczyk (Eds) Psychopathologie. Ost-Berlin, Verlag der Wissenschaften, 1978
43. Bobon D. P.: Le concept d'Antrieb dans l'adaptation française de l'échelle psychopathologique AMP. Ann. méd.-psychol. 135, II, 478–483 (1977)
44. Bobon D. P. (Ed.); Le manuel AMDP. Liège, Presses universitaires, 1978
45. Bobon D. P.: Comparaison du système AMDP à d'autres dossiers psychiatriques standardisés et échelles multifactorielles d'évaluation de la psychopathologie. Acta psychiat. belg. 78, 559–572 (1978)
46. Bobon D. P.: Réflexions empiriques et bibliographiques sur l'echelle AMDP somatique. Acta psychiat. belg. 78, 591–605 (1978)

47. Bobon D. P.: Time-blind evaluation of psychopathology in drug research. Acta psychiat. belg. 78, 635–645 (1978)
48. Bobon D. P.: Conceptual and semantic problems raised by the French translation of the AMP Psychopathology Scale, 1583–1588. In: P. Deniker et al. (Eds). Neuro-psychopharmacology. Oxford, Pergamon Press, 1978
49. Bobon, D. P.: Translations of the AMP System. In: Proc. Xth Congr. CINP. Deniker, P., Radouco-Thomas, C., Villeneuve, A. (Hrsg.), S. 1553–1588. London: Pergamon Press 1978
50. Bobon D. P. (Ed.): Le systeme AMDP, 2[e] ed., Coll. Psychol. Sci. hum., Bruxelles, Mardaga, 1981
51. Bobon J., Bobon D. P., Bourdouxhe S., Pinchard A.: A pilot open trial of dexamisole (R 12.563) in retarded depression. Preliminary results. J. Int. Med. Res. 2, 171–174 (1974)
52. Bobon D. P., Mormont C., Mirel J., Fanielle J., Lhoist-Dericq S.: Profil psychopathologique actuel de l'ancien prisonnier de guerre en hôpital général: intérêt de l'échelle AMP et de la vidéo, 107–111. In: Centre d'Etude pour la Recherche de la Pathologie de la Captivité (Ed.), Symposium sur la pathologie de la captivité. Bruxelles, F. N. A. P. G., 1977
53. Bobon D. P., Dick P., Dufour H., Fanielle J., Heimann H., Huber J. P., Luccioni H., Mirel J., Mombour W., Mormont C., Pirée S., Pringuey D.: L'échelle AMP: un pas vers l'intégration européenne en psychopathologie quantitative 372–379. In: P. Warot (Ed.), C. R. 75e Congr. Psychiat. Neurol. franç., Paris, Masson, 1978
54. Bobon D. P., Mormont C., Mirel J.: Un entretion psychopathologique semi-structuré adapté à l' échelle AMDP-3 et à l'evaluation vidéo en temps aveugle. Acta psychiat. belg. 78, 606–618 (1978)
55. Bobon D. P., Saarma J.: Summary of the session on translations of the AMP System, 1555–1556. In: P. Deniker et al. (Eds) Neuro-psychipharmacology. Oxford, Pergamon Press, 1978
56. Bobon D. P., Frenckell R. v.: Collecte de analyse des données du dossier psychiatrique standardisé AMDP. Rev. Méd. Liège (in Vorbereitung) (1979)
57. Bobon D. P., Frenckell R. v.: Faktorenanalytische Darstellung der Interrater-Reliabilität deutschsprachiger und französischsprachiger AMDP Ratern. Arch. Psychiat. Nervenkr. (Sous presse)
58. Bobon D. P., Pichot P.: Evaluaciones mediante el sistema audiovisual de la escala psicopatológica AMDP francesa: divergencias transculturales vs. individuales. Act. luso-esp. Neurol. Psiquiat. (sous presse)
59. Bobon D. P., Urban R.: Zur Revision des somatischen Befundes (Bogen 5) des AMDP-Systems. (in Vorbereitung) (1979)

60. Bohacek N., Hajnsek F.: Neki objektivni i subjektivni parametri u ocjeni rezultata znanstvenog rada (Some objective and subjective parameters, in evaluating results of research work), Lij. Vjes 94, 593–602 (1972)

61. Bohacek N.: First translation of the AMP System: the Croatian one, 1565–1568. In: P. Deniker et al. (Eds), Neuro-psychopharmacology. Oxford, Pergamon Press, 1978

62. Busch H., Helmchen H.: Dokumentation psychiatrischer Therapie. Nervenarzt 44, 569–575 (1973)

63. Busch H., Fähndrich E., Freudenthal K., Renfordt E.: Zur Anwendung und Weiterentwicklung des AMP-Systems. Bericht über ein Symposium und Trainingsseminar. Pharmakopsychiat. 8, 170–175 (1975)

64. Busch H., Vogel H. P.: Unterschiedliches Dokumentationsverhalten: frei formulierter versus standardisiert dokumentierter psychopathologischer Befund (AMP-Beleg 3), Meth. Inform. Med. 16, 131–137 (1977)

65. Busch H., von Cranach M., Gulbinat W., Renfordt E., Tegeler J.: Reliability of the AMDP-System. A preliminary report on a multicentre exercise on the reliability of psychopathological assessment. Acta psychiat. scand. 62, 382–392 (1980)

66. Ciompi L.: Systèmes de documentation en psychiatrie: les systèmes AMP et AGP. Psychol. méd. (Paris) 8, 441–452 (1976)

67. Ciompi L., Lobrinus A., Müller C.: Basisdokumentation in der Gerontopsychiatrie: Das »AGP-System«. Janssen Symposien 13. Düsseldorf, Janssen, 1973

68. Coper H., Fähndrich E., Rosenberg L.: The rate of excretion of VMA in depressed patients before and after the administration of Methionine. Pharmakopsychiat. 8, 318–321 (1975)

69. Cranach M. v., Strauss A.: Zur Weiterentwicklung des AMP-Systems. – Bericht über das 2. AMP-Symposium und Trainingsseminar. Pharmakopsychiatr. 10, 254–261 (1977)

70. Cranach M. v., Hippius H., Wegschneider R.: A factor-analytic study of depressive symptomatology, 203–210. In: S. Garattini (Ed) Depressive disorders, / Symposia Medica Hoechst 13 / Stuttgart, Schattauer, 1978

71. Dick P.: Système AMDP et psychopharmacologie clinique, Acta psychiat. belg. 78, 583–590 (1978)

72. Dick P., Angst J., Battegay R., Cornu F., Heimann H., Pöldinger W., Schmidlin P., Weis P.: Problèmes des essais thérapeutiques pluricentriques. (A propos d'une tentative de collaboration des 5 cliniques psychiatriques universitaires suisses), 823–825. In: J. J. Lopez Ibor (Ed), Proc. IVth World Congr. Psychiat., 2. Amsterdam, Excerpta Medica, 1967

73. Diebold K., Arnold E., Pfaff W.: Statistische Untersuchungen zur Symptomatik und Syndromatik von 120 endogen psychotischen Eltern-Kind- und -Geschwister-Paaren. Fortschr. Neurol. Psychiat. 45, 349–364 (1977)
74. Diebold K., Engel T.: Symptomatik, Syndromatik und Ersterkrankungsalter endogen depressiver und schizophrener Psychosen in Abhängigkeit von der Unter-bzw-Hauptdiagnose und dem Geschlecht. Nervenarzt 48, 130–138 (1977)
75. Diehl L. W., Herha J.: Documentation in an out-patient clinic for epileptics. 288–295. In: Jans D. (Ed), Epileptology. Stuttgart, Thieme, 1976
76. Fähndrich E.: Erfassung und Dokumentation psychopathologischer Befunde, 47–72. In: M. Bergener (Ed), Mehrdimensionale Psychiatrie / Janssen Symposien / Düsseldorf, Janssen GmbH, 1979
77. Fleischhauer J.: Introductory remarks on the revision of the AMP System Manual, 1561–1564 In: P. Deniker et al. (Eds), Neuro-psychopharmacology. Oxford, Pergamon Press, 1978
78. Fleischhauer J., Al-Shaltchi B., Brändli A.: Bericht über eine erste klinische Prüfung von Mianserin (GB 94), einem tetrazyklischen Antidepressivum, im offenen Versuch. Arzneimittel-Forsch. 23, 1808–1813 (1973)
79. Frenckell R. v., Berner P., Bobon D. P., Dick P., Dufour H., Heimann H., Huber J. P., Luccioni H., Mombour W., Mormont C., Pirée S., Pringuey D., Rein W.: Etude préliminaire de la fidélité intercotateurs de l'échelle psychopathologique AMDP, 408–412. In: P. Sizaret (Ed), CR 76e Congr. Psychiat. Neurol. franç., Paris, Masson, 1979
80. Freudenthal K., Schlobies M.: Programm-Möglichkeiten für die Auswertung von Markierungsbelegen im AMP-System, 245–248. In: S. Kanowski (Ed) Gerontopsychiatrie, 2, (Janssen Symposien Band 9). Düsseldorf, Janssen GMBH, 1973
81. Freudenthal K., Gebhardt R., Pietzcker A.: AMP (PAS) and BPRS: a comparison of two assessment methods. Pharmakopsychiat. 10, 57–66 (1977)
82. Galvan L., Torres A., Nieto D.: Clomacran in the treatment of schizophrenic patients. A comparison of two assessment methods. Psychopharmacol. Bull. 12, 30–31 (1976)
83. Gebhardt R., Helmchen H.: Zur Zuverlässigkeit psychopathologischer Symptomerfassung. Die Übereinstimmung mehrerer Beurteiler im AMP-System. Schweiz. Arch. Neurol. Neurochir. Psychiat. 112, 459–469 (1973)
84. Gmür M., Angst J.: Kombination von Phenylpyrrolidinopentan (Katovit) mit Oxazepam (Adumbran). Ein Wirkungsvergleich im Doppelblindversuch mit Opipramol (Insidon) bei depressiven Syndromen. Int. Pharmakopsychiat. 12, 100–112 (1977)

85. Grüneberg F., Helmchen H., Hippius H., Schiffter R., Tuschy G.: Das klinische Wirkungsspektrum des Tiotixens. Arzneim. Forsch. 19, 498–500 (1969)
86. Guy W., Ban T. A. (Eds): North-American adaptation of the AMDP System. New York, Springer. En préparation
87. Heimann H.: Methodologische Probleme bei der Effizienzprüfung von Psychopharmaka. Arch. Psychiat. Nervenkr. 220, 255–268 (1975)
88. Heimann H., Angst J., Bente D., Berner P., Helmchen H., Hippius H.: Erfahrungen der Arbeitsgemeinschaft für Methodik und Dokumentation in der Psychiatrie (AMP), 43–55. In: H. J. Bochnik, W. Pittrich (Eds), Multifaktorielle Probleme in derhMedizin. Wiesbaden, Akad. Verlagsgesellschaft 1976
89. Heinze G.: Sistema AMP, un sistema de documentaciòn en Psiquiatria. Psiquiatria 6, 37–41 (1976)
90. Heinze G.: The AMP System: progress in the Spanish translation, 1571–1573. In: P. Deniker et al. (Eds), Neuro-psychopharmacology. Oxford, Pergamon Press, 1978
91. Helmchen H.: Symptomatology of therapy-resistant depressions. Pharmakopsychiat. 7, 145–155 (1974)
92. Helmchen H.: The AMP System as a method in clinical pharmacopsychiatry, 87–134. In: H. Hippius (Ed), Assessment of pharmacodynamic effects in human pharmacology. Part I. Psychopharmacological screening tests/Symposia Medica Hoechts 10-I/ Stuttgart, Schattauer, 1975
93. Helmchen H.: Schizophrenia: diagnostic concepts in the ICD-8, 10–18. In: M. H. Lader (Ed), Studies of schizophrenia/Brit. J. Psychiat. Special Public. 10/Ashford, Headley, 1975
94. Helmchen H.: Stage of development of the AMP-System, 21–38. In: A. Bertelli et al. (Eds). Evaluation of new drugs in clinical psychopharmacology. Barcelona, J. R. Prous, 1977
95. Helmchen H.: Pregnancy and infancy of the German-Swiss AMP System, 1557–1559. In: P. Deniker et al. (Eds). Neuro-psychopharmacology. Oxford, Pergamon Press, 1978
96. Helmchen H., Künkel H., Oberhoffer G., Penin H.: EEG-Befund-Dokumentation mit optischem Markierungsleser. Nervenarzt 39, 408–413 (1968)
97. Helmchen H., Hippius H.: Multidimensionale pharmakopsychiatrische Untersuchungen mit dem Neuroleptikum Perazin. 1. Mitteilung: Zielsetzung und methodische Grundlagen. Pharmakopsychiat. 7, 1–8 (1974)
98. Hentschel U., Schubö W., von Zerssen D.: Diagnostische Klassifikationsversuche mit zwei standardisierten psychiatrischen Schätzskalen. Arch. Psychiat. Nervenkr. 221, 283–301 (1976)
99. Hippius H.: Zur Durchführung koordinierter pharmakopsychiatrischer Untersuchungen in verschiedenen Ländern, 11–15. In:

H. Brill et al. (Eds), Neuro-psychopharmacology, 5. Amsterdam, Excerpta Medica, 1967
100. Hucker H., Woggon B., Angst J.: Wirkungsvergleich von Amitriptylin (Saroten) und Amitriptylin retard (Saroten retard), 51–60. In: Symposium for Swiss and Dutch psychiatrists, September 7, 1976, Lundbeck Laboratories, København
101. Klein H. E., Chandra O., Matussek N.: Therapeutische Wirkung und Plasmaspiegel von Thioridazin (Melleril) bei schizophrenen Patienten. Pharmakopsychiat. 8, 122–131 (1975)
102. Lapierre Y. D.: The implications of the AMP System in Canadian psychiatry, 1581–1582. In: P. Deniker et al. (Eds), Neuro-psychopharmacology. Oxford, Pergamon Press, 1978
103. López-Ibor Aliño J. J. (Ed): El sistema AMDP. Madrid, Grupo Para El Progreso de la Psiquiatria, 1980
104. López-Ibor Aliño J. J., Rey Portoles G., Benitez Hita F., Rodriguez Gamazo M.: Versión conversacional directa del Sistema AMDP. Act. luso-esp. Neurol. Psiquiat. (sous presse)
105. Luthe R., Schmitt W., Taeschler M.: Klinische und pharmakologische Vergleichungsuntersuchungen mit antidepressiven Arzneimittelkombinationen, 1813–1815. In: J. J. Lopez Ibor (Ed), Proc. IV World Congr. Psychiat., 3. Amsterdam, Excerpta Medica, 1968
106. Matussek N., Angst J., Benkert O., Gmür M., Papousek M., Rüther E., Woggon B.: The effect of L-5-Hydroxytryptophan alone and in combination with a decarboxylase inhibitor (Ro 4-4602) in depressive patients. Adv. biochem. Psychopharmacol. 11, 399–404 (1974)
107. Maurer-Groeli Y. A.: Untersuchung zur Interraterreliabilität des AMP-Systems. Arch. Psychiat. Nervenkr. 221, 321–329 (1976)
108. Meyendorf R., Bender W., Baumann E., Athen D., Ortlieb S.: Vergleichende Untersuchung zur unilateralen und bilateralen Elektrokrampf-Therapie. Klinische Wirksamkeit und Nebenwirkungen. Arch. Psychiat. Nervenkr. 229, 89–112 (1980)
109. Mirel J., von Frenckell R., Berner P., Bobon D. P., De Buck R., Dick P., Dufour H., Huber J. P., Luccioni H., Mombour W., Mormont C., Paes de Sousa M., Pringuey D., Pull C., Rein W., Sanchez-Blanque A., Zarifian E.: Fidélité intercotateurs de l'échelle psychopathologique AMDP, II. Distances entre cotateurs et analyse d'items d'une délirante et d'une déprimée, 518–525. In: P. Sizaret (Ed), CR 77 Congr. Psychiat. Neurol. franç., Paris, Masson, 1980
110. Möller H. J., von Zerssen D.: Psychopathologische Diagnostik auf syndromaler und nosologischer Ebene – Ein Beitrag zur Reliabilität psychiatrischer Diagnostik, 139–176. In: M. Bergener (Ed), Mehrdimensionale Psychiatrie/Janssen Symposien/Düsseldorf, Janssen GmbH, 1979

111. Mombour W.: Symptomhäufigkeiten bei psychiatrischen Erkrankungen. Eine vergleichende Untersuchung mit zwei Schätzskalen für den psychopathologischen Befund (IMPS und AMP-Skala). Arch. Psychiat. Nervenkr. 219, 133–152 (1974)
112. Mombour W.: Syndrome bei psychiatrischen Erkrankungen. Eine vergleichende Untersuchung mit Hilfe von zwei Schätzskalen für den psychopathologischen Befund (IMPS und AMP-Skala), Arch. Psychiat. Nervenkr. 219, 331–350 (1974)
113. Mombour W., Gammel G., von Zerssen D., Heyse H.: Die Objektivierung psychiatrischer Syndrome durch multifaktorielle Analyse des psychopathologischen Befundes, Nervenarzt 44, 352–358 (1973)
114. Pietzcker A., Gebhardt R., Freudenthal K.: Ein Vergleich nosologisch-diagnostischer mit cluster-analytisch gefundenen Gruppen anhand AMP-dokumentierter psychopathologischer Befunde. Nervenarzt 48, 276–282 (1977)
115. Pietzcker A., Müller-Oerlinghausen B., Schley J., Chaskel R., Poppenberg A., Urban R.: Beziehungen zwischen Serumkonzentration und klinischen Befunden bei langfristig mit Perazin behandelten schizophrenen Patienten. Arzneimittel-Forsch. 28, 1302–1303 (1978)
116. Pöldinger W.: Zur Methodik der pharmakopsychiatrischen Forschung unter besonderer Berücksichtigung der Verbundforschung. Wien. med. Wschr. 119, 75–77 (1969)
117. Pöldinger W.: Über Notwendigkeit und Möglichkeiten standardisierter Befunderhebungen in der Psychiatrie, 120–132. In: H. Kranz, K. Heinrich (Eds), Psychiatrie in Übergang. Stuttgart, Thieme, 1969
118. Pöldinger W., Angst J., Cornu F., Dick P., Heimann H.: Therapeutische Erfahrungen an fünf Kliniken mit einem Dibenzoxepin-Derivat bei depressiven Zustandsbildern. Arzneimittel-Forsch. 16, 650–653 (1966)
119. Pöldinger W., Angst J., Battegay R., Cornu F., Dick P., Heimann H., Schmidlin P., Weis P.: Methodik und Ergebnisse einer Zusammenarbeit zwischen fünf schweizer Kliniken, 34–38. In: H. Brill et al. (Eds), Neuro-psychopharmacology, 5. Amsterdam, Excerpta Medica, 1967
120. Pöldinger W., Gammel G.: Differences in effect between nomifensine and nortriptyline. Int. Pharmacopsychiat. 13, 58–68 (1978)
121. Rüther E., Schilkrut R., Ackenheil M., Eben E., Hippius H.: Clinical and biochemical parameters during neuroleptic treatment. I. Investigations with haloperidol. Pharmakopsychiat. 9, 33–36, 1976
122. Saarma J., Morozov G. V.: Experiences with the Russian and Esthonian translations of the AMP Psychopathology Scale in de-

pression and schizophrenia, 1569–1570. In: P. Deniker et al. (Eds), Neuro-psychopharmacology. Oxford, Pergamon Press, 1978

123. Scharfetter C.: Das AMP-System. Berlin, Springer-Verlag, 1971
124. Scharfetter C.: Das AMP-System, 2. Aufl. Berlin, Springer-Verlag, 1972
125. Scharfetter C.: AMP-System, 64–66. In: P. Pichot et R. Olivier-Martin (Eds), Psychological Measurements in Psychopharmacology/Mod. Probl. Pharmacopsychiat., 7/Basel, Karger, 1974
126. Scheidegger P.: AMP-Wandel-Programme: Benutzer-Handbuch. Zürich, Psychiatrische Universitätsklinik, 1973
127. Schilkrut R., Rüther E., Ackenheil M., Eben E., Hippius H.: Clinical and biochemical parameters during neuroleptic treatment. II. Antipsychotic effect of haloperidol in patients with chronic organic brain damage. Pharmakopsychiat. 9, 37–42 (1976)
128. Schmitt W.: Psychopathologie – Dokumentation – Statistik: Versuch einer Synthese, 38–48. In: H. Kranz (Ed), Psychopathologie Heute, Stuttgart, Thieme, 1962
129. Schmitt W., Heinrich K., Taeschler M.: Zur Frage der Korrelierbarkeit pharmakologischer und klinischer Daten: Untersuchungen mit Thioridazin, Nor-Thioridazin und Nor-Thioridazin-Sulfoxyd, 829–834. In: J. J. Lopez Ibor (Ed), Proc. IV World Congr. Psychiat., 1. Amsterdam, Excerpta Medica 1968
130. Schübo W., Hentschel U., von Zerssen D., Mombour W.: Psychiatrische Klassifikation durch diskriminanzanalytische Anwendung der Q-Faktorenanalyse. Arch. Psychiat. Nervenkr. 220, 187–200 (1975)
131. Sulz-Blume B., Sulz K. D., von Cranach M.: Zur Stabilität der Faktorstruktur der AMDP-Skala. Arch. Psychiat. Nervenkr. 227, 353–366 (1979)
132. Sutter J. M., Huber J. P., Luccioni H., Dufour H.: Système AMDP et psychopathologie. Acta psychiat. belg. 78, 573–582 (1978)
133. Vogel H. P.: Der Einfluß frühkindlicher Hirnschäden auf Art und Verlauf psychischer Erkrankungen bei Erwachsenen. Eine AMP-dokumentierte Studie. Arch. Psychiat. Nervenkr. 220, 361–371 (1975)
134. Vogel H. P., Bente D., Feder J., Helmchen H., Müller-Oerlinghausen B., Bohacek N., Mihovilovic M., Brändli A., Fleischhauer J., Walcher W.: Mianserin versus Amitriptyline. A double-blind trial evaluated by the AMP System. Int. Pharmacopsychiat. 11, 25–31 (1976)
135. Vogel H. P., Benkert O., Illig R., Müller-Oerlinghausen B., Poppenberg A.: Psychoendocrinological and therapeutic effects of TRH in depression. Acta psychiat. scand. 56, 223–232 (1977)

136. Weis P., Schmidlin P.: Elektronisches Analyse-System zur Testung, Erfassung und Selektion von Therapeutika. Meth. Inform. Med. 3, 50–53 (1964)
137. Woggon B.: Penfluridol – Ergebnisse einer einjährigen klinischen Prüfung. Int. Pharmacopsychiat. 13, 1–15 (1978)
138. Woggon B.: Effects and side-effects of bromperidol in comparison with other antipsychotic drugs. Acta psychiat. belg. 78, 155–172 (1978)
139. Woggon B.: Untersuchung zum Einfluß von Diagnose und Hospitalisierungsdauer auf die Retest-Reliabilität des psychopathologischen Erstbefundes (AMP-System). Int. Pharmacopsychiat. 14, 228–242 (1979)
140. Woggon B.: Untersuchung zur Validität der übergeordneten AMP-Skalen durch Vergleiche mit der Hamilton Depressions-Skala, BPRS und IMPS. Int. Pharmacopsychiat. 14, 338–349 (1979)
141. Woggon B. Einstufung von AMP-Symptomen bezüglich Fremd- und Selbstbeurteilung. Int. Pharmacopsychiat. 14, 158–169 (1979)
142. Woggon B., Angst J., Bleuler M., Dittmer T. L. J., Heinrich K., Hippius H., Martens H., Seibel I.: Comparison of a new antidepressive Lofepramine with Imipramine in a double-blind multicentre trial. Arch. Psychiat. Nervenkr. 221, 157–165 (1975)
143. Woggon B., Angst J.: Das Wirkungsprofil von Carpipramin. Ergebnisse einer offenen Prüfung und einer Doppelblindprüfung gegen Doxepin. Arzneimittel-Forsch. 26, 2226–2230 (1976)
144. Woggon B., Angst J., Gmür M., Hess K., Hurwitz E., Martens H., Rothweiler R., Steiner A.: Klinische Doppelblindstudie mit zwei verschiedenen Dosierungen von Maprotilin (150 und 225 mg pro die). Arch. Psychiat. Nervenkr. 222, 13–25 (1976)
145. Woggon B., Hucker H., Angst J.: Offene klinische Prüfung von Alphaclopenthixoldecanoat (Sordinol-Depot), 23–29. In: Symposium for Swiss and Dutch Psychiatrists, September 7, 1976, Lundbeck Laboratories, København
146. Woggon B., Angst J.: Open trial and double-blind clinical trial of the antidepressant Ro 8-1998 in comparison with Imipramine. Int. Pharmacopsychiat. 12, 33–48 (1977)
147. Woggon B., Franke A., Hucker H., Rüther E., Athen D., Angst J., Hippius H.: Antipsychotic effects, side effects and effective dosis of the butyrophenone lenperone (AHR 2277). Int. Pharmacopsychiat. 12, 113–126 (1977)
148. Woggon B., Dick P., Fleischhauer J., Gmür M., Gruber G., Angst J., Heimann H.: Wirkungsvergleich von Pipothiazinpalmitat und Fluphenazindecanoat. Ergebnisse einer multizentrischen klinischen Doppelblindprüfung. Int. Pharmacopsychiat. 12, 193–209 (1977)

149. Woggon B., Angst J.: Wirkungsvergleich von Nomifensin und Imipramin, 179–187. In: Hoechst A. G. Alival Symposium, Stuttgart, Schattauer, 1978
150. Woggon B., Angst J.: Double-blind comparison of Bromperidol and Perphenazine. Int. Pharmacopsychiat. 13, 165–176 (1978)
151. Woggon B., Baumann U., Angst J.: Interrater-Reliabilität von AMP-Symptomen. Arch. Psychiat. Nervenkr. 225, 73–85 (1978)
152. Woggon B., Dittrich A.: Konstruktion übergeordneter AMP-Skalen: »manisch-depressives« und »schizophrenes Syndrom«. Int. Pharmacopsychiat. 14, 325–337 (1979)
153. Woggon B., Fleischhauer J., Widmer A.: Der Einfluß von Diagnose, Klinik und Geschlecht auf die Wirkung von Bromperidol. Int. Pharmacopsychiat. 14, 213–227 (1979)
154. Woggon B., Jau B., Meyer H., Meyer P., Schnyder B., Storck U., Täuber M.: Untersuchung zur Retest-Reliabilität des psychopathologischen Erstbefundes (AMP-System). Int. Pharmacopsychiat. 14, 245–259 (1979)

II. Literatur zur Anamnese

155. Amis W. D.: Perspectives on involuntary hospitalization: an evaluation. Sociolog. Symposium 19, (1977)
156. Antunes G., Gordon C., Gaitz C. M., Scott J.: Ethnicity, socioeconomic status, and the etiology of psychological distress. Sociol. Soc. Res. 58, 361 (1974)
157. Baldwin B. A., Floyd H. H., McSeveney D. R.: Status inconsistency and psychiatric diagnosis: a structural approach to labeling theory. J. Health. Soc. Behav. 16, 257 (1975)
158. Ballerstedt E., Glatzer W.: Sozialstatistiken und soziale Indikatoren für die Bundesrepublik. In: Soziale Indikatoren. Zapf W. (Hrsg.). Mannheim: Campus 1974
159. Beck J. C., Worthen K.: Precipitation stress, crisis theory, and hospitalization in schizophrenia and depression. Arch. Gen. Psychiatry 26, 123 (1972)
160. Bertram H.: Probleme einer sozialstrukturell orientierten Sozialisationsforschung. Z. Soziol. 5, 103 (1976)
161. Borgmann R. D., Monroe N. R.: Life experiences and the decision to become a mental patient. J. Nerv. Ment. Dis. 160, 428 (1975)
162. Clum G. A.: Role of stress in the prognosis of mental illness. J. Consult. Clin. Psychol. 44, 54 (1976)
163. Dohrenwend B. S., Dohrenwend B. P.: Some issues in research on stressful life events. J. Nerv. Ment. Dis. 166, 7 (1978)

164. Dohrenwend B. S., Dohrenwend B. P.: Stressful life events. Their nature and effects. New York, London: John Wiley & Sons 1974
165. Donovan J. M., Dressler D. M., Geller R. A.: Psychiatric crisis. J. Nerv. Ment. Dis. 161, 172 (1975)
166. Dressler D. M., Donovan J. M., Geller R. A.: Life stress and emotional crisis: the idiosyncratic interpretation of life events. Compr. Psychiatry 17, 549 (1976)
167. Emovon A. C.: The relationship between marital status and mental illness. Ment. Helath Soc. 3, 10 (1976)
168. Fischer D.: Psychischer Zusammenbruch und Arbeitssituation. Kölner Z. f. Soziologie u. Sozialpsychologie (KZfSS) 25, 449 (1973)
169. Fontana A. F., Marens I. L., Noel B., Rakusin J. M.: Prehospitalization coping styles of psychiatric patients: the goal-directedness of life events. J. Nerv. Ment. Dis. 155, 311 (1972)
170. Fowler R. C., Tsuang M. T., Cadoret R. J.: Parental psychiatric illness associated with schizophrenia in the siblings of schizophrenics. Compr. Psychiatry 18, 271 (1977)
171. Ilfeld F. W.: Characteristics of current social stressors. Psychol. Rep. 39, 1231 (1976)
172. Ilfeld F. W.: Methodological issues in relating psychiatric symptoms to social stressors. Psychol. Rep. 39, 1251 (1976)
173. Jacobs S., Myers J.: Recent life events and acute schizophrenic psychosis: a controlled study. J. Nerv. Ment. Dis. 162, 75 (1976)
174. Kaufmann F. X.: „Soziale Indikatoren“ in der Bundesrepublik Deutschland? Z. Soziol. 3, 200 (1974)
175. Keupp H. (Hrsg.): Verhaltensstörungen und Sozialstruktur. München, Berlin, Wien: Urban & Schwarzenberg 1974
176. Lee R. P. L.: The causal priority between socioeconomic status and psychiatric disorder. Int. J. Soc. Psychiatry 22, 1 (1976)
177. Hiller P. McC., Ingham J. G., Davidson S.: Life events, symptoms and social support. J. Psychosom. Res. 20, 515 (1976)
178. Morrice J. K. W.: Life crisis, social diagnosis and social therapy. Br. J. Psychiatry 125, 411 (1974)
179. Rahe R. H.: Epidemiological studies of life-change and illness. Int. J. Psychiatry Med. 6, 133 (1975)
180. Rosenstiel L. v.: Arbeitssituation, Arbeitszufriedenheit und seelische Störung. In: Psychische Störungen. Reimann H. (Hrsg.). München: Goldmann 1975
181. Vaughn C. E., Leff J. P.: The influence of family and social factors on the course of psychiatric illness. Br. J. Psychiatry 129, 125 (1976)
182. Weinstein R. M.: Patients' perceptions of mental illness: paradigms for analysis. J. Health. Soc. Behav. 13, 38 (1972)

183. Woehlcke M.: Soziologisch relevante Fragen und methodische Probleme der Zwillingsforschung. Kölner Z. f. Soziologie u. Sozialpsychologie (KZfSS) 29, 319 (1977)
184. Zapf W. (Hrsg.): 2. Arbeitskonferenz „Soziale Indikatoren". Berichte und Diskussionen. Mannheim: Campus 1974

III. Literatur zur Psychopathologie

185. American Psychiatric Association: A psychiatric glossary. Washington D. C. 1957
186. Avenarius R.: Der Größenwahn. Berlin, Heidelberg, New York: Springer 1978
187. Bash K. W.: Lehrbuch der allgemeinen Psychopathologie. Stuttgart: Thieme 1955
188. Berner P.: Psychiatrische Systematik – Ein Lehrbuch – Huber, Bern 1977
189. Berze J., Gruhle H. W.: Psychologie der Schizophrenie. Berlin: Springer 1929
190. Birnbaum K.: Handwörterbuch der Medizinischen Psychologie. Leipzig: Thieme 1930
191. Birnbaum, K.: Der Aufbau der Psychose. In: Handbuch der Geisteskrankheiten. Bumke O. (Hrsg.), Bd. 5, Teil I. Berlin: Springer 1928
192. Birnbaum K.: Die psychoreaktiven (psychogenen) Symptombildungen. In: Handbuch der Geisteskrankheiten. Bumke O. (Hrsg.), Bd. 2. Berlin: Springer 1928
193. Bleuler E.: Dementia Praecox oder die Gruppe der Schizophrenien. In: Handbuch der Psychiatrie. Aschaffenburg G. (Hrsg.), Teil 4, 1. Hälfte. Leipzig, Wien: Deuticke 1911
194. Bleuler E.: Lehrbuch der Psychiatrie, 11. Aufl. Berlin, Heidelberg, New York: Springer 1969
195. Delay J., Pichot P.: Medizinische Psychologie. Stuttgart: Thieme 1966
196. Freedman A. M., Kaplan H. I.: Comprehensive textbook of psychiatry. Baltimore: Williams & Wilkins 1967
197. Freedman A. M., Kaplan H. J., Sadock B. J. (ed.): Comprehensive Textbook of Psychiatry. 2. Aufl. Williams and Wilkins Comp., Baltimore 1975
198. Gruhle H. W.: Allgemeine Symptomatologie der Schizophrenie. In: Handbuch der Geisteskrankheiten. Bumke O. (Hrsg.), Bd. 9, Teil V. Berlin: Springer 1932
199. Jaspers K.: Allgemeine Psychopathologie, 7. Aufl. Berlin, Göttingen, Heidelberg: Springer 1959
200. Kloos G.: Anleitung zur Intelligenzprüfung und ihrer Auswertung. Jena: Fischer 1943

201. Koehler K.: Symptome ersten Ranges: sind sie wirklich so verstaubt? Fortschr. Neurol. Psychiatr. 45, 405–411 (1977)
202. Kraepelin E.: Psychiatrie. Ein Lehrbuch für Studierende und Ärzte, 7. Aufl. Verlag J. A. Barth, Leipzig 1903/1904
203. Kretschmer E.: Medizinische Psychologie, 12. Aufl. Stuttgart: Thieme 1963
204. Mayer-Gross W.: Die Klinik der Schizophrenie. In: Handbuch der Geisteskrankheiten. Bumke O. (Hrsg.), Bd. 9, Teil V. Berlin: Springer 1932
205. Mayer-Gross W., Slater E., Roth M.: Clinical psychiatry, 2. Aufl. London: Cassell 1969
206. Müller Ch.: Lexikon der Psychiatrie. Springer, Berlin-Heidelberg-New York 1973
207. Neale J. M., Davison G. C., Price K. P.: Contemporary readings in psychopathology, 2. Aufl. New York: Wiley 1978
208. Scharfetter C.: Allgemeine Psychopathologie. Stuttgart: Thieme 1976
209. Scheler M.: Zur Phänomenologie und Theorie der Sympathiegefühle und von Liebe und Haß. Halle: Niemeyer 1913
210. Schneider C.: Die Psychologie der Schizophrenen und ihre Bedeutung für die Klinik der Schizophrenie. Leipzig: Thieme 1930
211. Schneider K.: Klinische Psychopathologie, 8. Aufl. Stuttgart: Thieme 1967
212. Siegel R. K., West L. J.: Hallucinations. New York: Wiley 1975
213. Weitbrecht H. J.: Psychiatrie im Grundriß, 2. Aufl. Berlin, Göttingen, Heidelberg: Springer 1969
214. World Health Organization: International Classification of Diseases. Geneva 1977

Sachverzeichnis

Gerade gesetzte Zahlen verweisen auf die Seiten. Die kursiv gesetzten Zahlen geben die Item-Nummern wieder. Reihenfolge der Seitenzahlen bei einem Begriff drückt die Wichtigkeit aus